A arte de dormir bem

Alex Botsaris

EDITORA

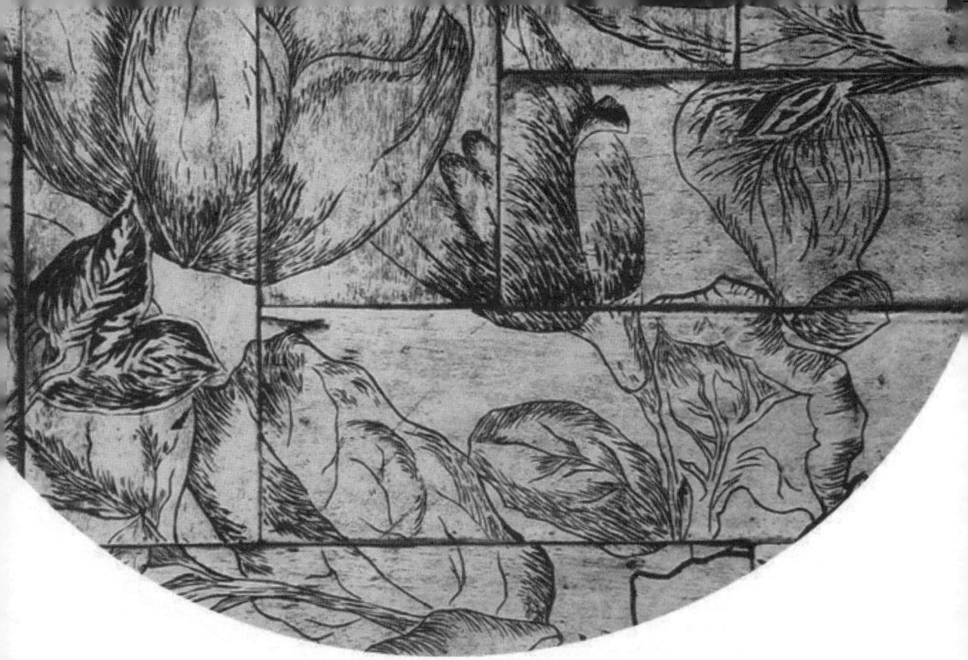

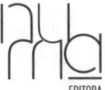

Dedicatória

Dedico este livro às pessoas que mais amo e que dão significado a minha passagem pelo planeta Terra: aos meus avós, ao meu pai e à minha mãe, que já nos deixaram; ao meu filho, Milton, também levado desse mundo precocemente. A Pedro, Yuri e Filipe, meus filhos queridos, e à minha mulher Renata, que sempre me amparou com seu amor. Às minhas irmãs gregas, Myrtó, Themelina, Neraida e Alkione, meu vínculo eterno com o Universo Helênico. À minha querida tia Marília, minha segunda mãe, que sempre me amou como a um filho. E às minhas primas e primos, tias e tios, das famílias Kranz, Burle Marx Smith e Lourenço Gomes, que formam nosso querido núcleo familiar no Rio de Janeiro.

E ainda agradeço a todas as pessoas que me ajudaram e tornaram este livro possível. Adriana Maciel, minha editora, Luis Eduardo Silva, Isa Pessôa, Christiaan Oyenz, o neurofisiologista Flávio Aloe (*in memorian*), meus companheiros do IARJ (Alcio, Orlando, Ronaldo, Ricardo e Bob), Patrícia Machado, Marcelo Nardim, Ricardo Machado, Marília e Evandro Costa, meus superamigos Juca e Paulista, José Jardim, Amapola Rios, Monica Yanakiew e mais algumas pessoas que devo estar esquecendo de mencionar.

Sumário

Dedicatória 3

Prefácio 7

Motivação 10

A importância do sono 12

Por que dormimos mal? 19

A higiene do sono 28

Desacelerando o cérebro 39

Sono e respiração 52

O quarto de Morfeu 60

Adormecendo naturalmente 79

A dieta de João Pestana 102

Mantendo o sono ao longo da noite 116

A canção de ninar 138

Prefácio

Ele é mestre dos detalhes, do rigor em cada dose, da análise dos mais diferentes humores e hormônios que circulam em nosso corpo – ao mesmo tempo que é capaz de compreender o todo, que vai muito além de nós e do nosso próprio organismo. Não se circunscreve ao exame particular de cada paciente, perspicaz e minucioso, identificando também o quanto as turbulências do planeta, ou do sistema solar, podem estar nos afetando, direta e singularmente. Encontrou o caminho do meio? Médico que associa sua formação tradicional ao estudo e prática da medicina chinesa, o competente Alex Botsaris pode não ter conquistado a perfeição budista no diagnóstico de alguns dos nossos problemas, mas chega perto. Principalmente quando o assunto é sono – ou a falta dele.

Pelos consultórios em que já trabalhou por muitos anos, no Rio de Janeiro, em São Paulo, em Lisboa ou na China, onde viveu por cinco anos logo depois de formado, ouviu todo tipo de queixa. Com precisão invejável, especializou-se no manejo das microagulhas, fazendo acupuntura para diminuir dores, aumentar amores. Constatando na rotina dos pacientes, sob as monções da Ásia ou da tirania do calor tropical, que cada vez parece mais difícil dormir bem. E quanto o sono reparador, para a maioria dos mortais, nas últimas décadas, vem se configurando como objeto de desejo aparentemente inalcançável.

Se você quer ter ânimo – sono. Se precisa de energia – durma. Para quem não perdoa seu próprio cansaço, este livro é um alento. Para os que se angustiam com suas noites insones, com a incapacidade de conciliar o sono ou nele permanecer durante a madrugada, a análise e os conselhos do dr. Alex podem ser preciosos. Partindo do conceito fundamental de que é o sono que nos prepara para acordar para um novo dia, ele apresenta as soluções mais amigáveis para que qualquer pessoa durma sem drama e abrace Morfeu despudoradamente.

Precisamos de cinco a seis ciclos de sono por noite, que se constituem como um interregno essencial à nossa capacidade de trabalhar, amar e viver nas outras horas do dia. Neste livro, ele explica de forma acessível como esse processo repercute em nosso organismo, e o que podemos fazer para lidar com a avalanche de estímulos que nos impede de relaxar – e simplesmente dormir.

Como paciente de Alex durante mais de vinte anos, sei na prática o quanto ele é capaz de entender as neuroses urbanas – e nos aliviar do pesadelo contemporâneo que é não conseguir descansar. Sem preconceito e com uma cultura vasta, tendo também se especializado no estudo de plantas medicinais, ele se transformou num mago das receitas – aliando remédios dos mais tradicionais ao preparo de chás e poções poderosas, daquelas que ofertam calma e equilíbrio.

Como editora de vários livros seus, que sempre

investigam o corpo humano associado ao momento que ele atravessa o mundo, admiro essa imensa capacidade de nos detalhar os perigos, as ameaças que sofremos ao viver em século tão trepidante – sugerindo tratamentos certeiros e simples para animais de ponta como nós, capazes de inventar máquinas para pensar, reproduzir e processar informações de forma contínua e sofisticada, mas tão pouco habilidosos na necessária arte de dormir bem.

Isa Pessôa

Motivação

Os problemas de sono estão entre os fantasmas que rondam os cidadãos do terceiro milênio. É um problema que afeta profundamente a vida das pessoas, e observo que tanto os pacientes quanto a medicina lidam muito mal com ele. Eu mesmo tive períodos em que minha qualidade de sono piorou. Isso me afetou muito, seja no aspecto pessoal, seja no profissional. Dormir mal afeta muito a capacidade de concentração e raciocínio. Em uma profissão como a medicina, em que suas capacidades mentais são constantemente demandadas, ficar com sensação de cabeça oca é uma tragédia.

Eu não gosto de ficar tomando remédio o tempo todo, o que gera um conflito terrível. É uma percepção visceral, e ninguém, mesmo com centenas de trabalhos científicos, vai me convencer a me entupir de medicamentos todo dia. Por isso, nas épocas em que o meu problema piorou muito, tive a sabedoria de procurar soluções não convencionais, que me salvaram de ficar dependente de um medicamento para dormir.

É claro que tudo que aprendo com minha saúde são

informações que uso também nos meus pacientes. Posso garantir que minhas vivências pessoais foram um fator crítico para que eu me transformasse no médico que sou hoje em dia. Afinal, não é justo enfiar pela garganta alheia aquilo que você não aceita para si mesmo. Por isso, estou sempre buscando soluções que sejam as mais suaves, amigáveis e bem aceitas pelas pessoas.

Não vou dizer que sempre acerto. Já tive muitos casos de insucesso com distúrbios do sono. Ninguém acerta o tempo todo. Mas, mesmo quando falhei, estava atento e aprendendo para melhorar progressivamente meus resultados clínicos. E hoje, tanto eu como a maioria dos pacientes que trato, estamos muito bem resolvidos com o sono. Afinal, eu mesmo reconheço que não há saúde sem sono de qualidade.

Este livro é uma compilação das minhas experiências pessoais e profissionais com essa outra face do mundo que se abre para nós quando fechamos os olhos. Apertem os cintos e aproveitem a viagem nestas páginas oníricas.

A IMPORTÂNCIA DO SONO

O sono é um estado fisiológico que os animais superiores vertebrados exibem, voltado ao repouso e à reorganização das funções orgânicas e cerebrais. Quanto mais evoluídas as espécies, mais importância o sono tem para a sua fisiologia e para o seu equilíbrio orgânico. O ser humano, espécie mais evoluída do planeta, é também a que mais precisa de um sono de boa qualidade para a sua saúde. O sono se caracteriza pela redução da atividade cerebral de vigília, pelo relaxamento muscular, pela redução das atividades motoras e pela modificação do ritmo da respiração. As mudanças são tão intensas e evidentes que qualquer pessoa reconhece imediatamente um outro semelhante que esteja dormindo. Nos últimos anos, os estudos feitos pela ciência vêm reforçando a ideia de que o sono é uma necessidade fundamental para a saúde e para o equilíbrio das funções orgânicas. Basta que a sua qualidade seja ruim para que o risco de muitas doenças como pressão alta, depressão, ansiedade, diabetes, síndrome metabólica, doenças do coração, problemas autoimunes, redução das defesas e acidente vascular cerebral aumente de forma significativa.

Como é o sono normal

O sono normal é composto de cinco fases. As quatro primeiras são chamadas de sono REM (sem movimento rápido dos olhos). Nessas quatro primeiras fases, o ritmo do eletroencefalograma fica cada vez mais lento (sinalizando uma redução da atividade cerebral) e o relaxamento muscular aumenta à medida que o sono se aprofunda. A respiração vai se lentificando até ser regulada pela quantidade de gás carbônico no sangue, por isso ela acelera e lenteia em ciclos que se repetem entre trinta e sessenta segundos.

A quinta fase é a do sono mais profundo, chamada de sono REM (*Rapid Eye Movement* – movimentos rápidos dos olhos), pois, ainda que as pálpebras estejam fechadas, os olhos se movimentam intensamente. Esse estágio é também conhecido como sono paradoxal, porque há um aumento da atividade no encefalograma ao ponto de se equiparar à atividade de vigília. O sono REM corresponde a 20% do tempo de sono. É a fase em que temos os sonhos mais vívidos, os que ficam na memória.

Em média, um ciclo de sono completo do ser humano, passando por todas as fases, até o sono REM, leva de 60 a 110 minutos. Ao final de cada ciclo, após a fase de sono REM, o sono se torna novamente superficial, retornando à primeira fase. Numa noite inteira, um indivíduo normal completa de cinco a seis ciclos de sono.

Um total de seis a oito horas de sono, com pelo menos cinco ciclos completos, é necessário para que a saúde seja mantida.

Cada indivíduo possui uma necessidade de sono diferente. Assim, o tempo de horas recomendado baseia-se em médias de populações. Algumas pessoas possuem necessidade menor ou maior que as horas recomendadas. Existem aqueles que se contentam com quatro ou cinco horas diárias de sono e outros que precisam de nove ou até dez horas por dia. O que difere nessas pessoas é a duração do ciclo do sono, mais longo nos que dormem mais, e mais curto nos que dormem menos. Essas variantes podem ser normais. O que define a normalidade é a avaliação da qualidade do sono.

Uma boa forma de avaliar a qualidade do sono é através do modo como a pessoa se sente ao acordar. Quando é muito boa, a pessoa acorda se sentindo bem, descansada, disposta para um novo dia, bem-humorada, leve, animada e feliz. O sono tem a capacidade de restaurar as potencialidades do organismo, preparando a pessoa para um novo dia.

Conciliando o sono

Ainda não está claro por que algumas pessoas têm mais facilidade que outras para pegar no sono nem como esse processo se inicia. Ao começar a dormir, há uma imediata inibição do estímulo dos sentidos e a pessoa se desliga da realidade, ficando alheio ao ambiente. Para isso é necessário haver uma desaceleração do organismo e do cérebro. Essa desaceleração exige um tempo em repouso absoluto, deitado, de olhos fechados, e num ambiente adequado, sem luz ou ruídos intensos ou estridentes.

Logo no início do sono há uma mudança rápida nos parâmetros fisiológicos da pessoa, como redução da pressão arterial e da frequência cardíaca. O relógio biológico, que fica no hipotálamo, aumenta a produção de alguns hormônios, como o GH e a ocitocina, e reduz a de outros, como o ACTH e o TRH. A glândula pineal libera melatonina, que é considerada um dos principais indutores do ciclo noturno que se conhece. Existe ainda um centro do sono, que fica numa região do cérebro chamada formação reticular. Ele também participa do processo de desaceleração do cérebro no final do dia, e pode ser acionado para suprir a privação do sono quando necessário, fazendo a pessoa dormir a qualquer hora do dia. Com a desaceleração do período noturno, há uma redução do metabolismo e uma queda da temperatura corporal. Em média, a temperatura corporal cai entre 0,3 e 0,6 graus Celsius ao longo da noite.

As pessoas precisam passar por um processo de adaptação para entrar no ciclo noturno e poder conciliar o sono. O ideal é que elas tenham uma rotina de vida que seja compatível com a chegada do ciclo noturno, como veremos adiante, no capítulo sobre a higiene do sono. Existem diferentes tipos de pessoas: aquelas que desaceleram antes e se adaptam mais fácil ao ciclo noturno-matutino e outras que desaceleram devagar, cuja adaptação é mais lenta e que só conseguem conciliar o sono mais tarde – são chamados de vespertinos. Cerca de 10 a 20% de indivíduos em diferentes estatísticas possuem esse perfil (vespertinos) e, por isso, têm muito mais chances de ter insônia e outros distúrbios do sono.

Por que é importante dormir bem?

Um sono de boa qualidade é um requisito essencial para a saúde plena. Quando a qualidade do sono é comprometida, não só há um aumento do risco de doenças de vários tipos, como também há uma diminuição na resistência física e mental para qualquer tipo de esforço ou demanda. A qualidade de vida e o equilíbrio emocional se deterioram.

Dormir muito bem, por outro lado, traz vários benefícios à fisiologia do organismo humano. Ao longo dos últimos vinte anos, as pesquisas identificaram que, ao se manter um ciclo de sono noturno saudável, tranquilo e restaurador acontecem os seguintes benefícios:

- Melhora da reparação celular, em especial do sistema musculoesquelético, prevenindo lesões (como distensões musculares, tendinites etc.);

- Melhora do anabolismo – ou seja, a construção de novos tecidos no organismo. Algo fundamental para atletas ou pessoas que querem ganhar massa muscular;

- Melhora da deposição de cálcio nos ossos e prevenção da osteopenia;

- Redução do estresse do sistema cardiovascular, protegendo os vasos, reduzindo o risco de doenças do coração e acidentes vasculares cerebrais;

- Auxílio fundamental no processo de consolidação da memória (quando a memória provisória é transformada em memória de longo prazo), sendo por isso da maior importância para quem tem demanda de estudo e acúmulo de conhecimento;

- Melhora do humor e da capacidade de concentração;

- Auxílio na restauração dos estoques de neurotransmissores – substâncias que passam o estímulo de um neurônio para outro –, já que durante o sono os neurônios sintetizam mais essas substâncias que no período de vigília;

- Prevenção da ansiedade e da depressão;

- Melhora do equilíbrio emocional;

- Melhora da cognição e do processo criativo, para pessoas que têm muita demanda mental no trabalho;

- Melhora da função do sistema imunológico;

- Redução da produção de substâncias pró-estresse, assim como do nível de estresse;

- Auxílio na redução do apetite e, por isso, melhora no resultado de programas de emagrecimento;

- Auxílio na redução do risco de diabetes e de síndrome metabólica;

- Melhora da libido e da potência sexual;

- Redução da intensidade dos sintomas perimenstruais na mulher;

- Auxílio na manutenção da normalidade funcional do sistema endócrino;

- Melhora da resistência física no exercício aeróbico;
- Ajuda na redução do impacto do envelhecimento e dos radicais livres no organismo;
- Melhora na aparência facial e aumento do estímulo na percepção de bem-estar, contribuindo para elevar a autoestima.

Com tantos benefícios trazidos pelo sono saudável, de qualidade, profundo e reparador, é imperativo que as pessoas tenham acesso a instrumentos e informações que as ajudem a dormir bem e tirar o melhor proveito do seu período de descanso. O primeiro passo para conseguir transformar o sono ruim em sono de qualidade é se dar conta da importância de dormir bem e se dispor a investir tempo e vontade em implementar as medidas necessárias para a mudança. O caminho para chegar lá é o que veremos nos próximos capítulos.

Por que dormimos mal?

O sono da população mundial, de forma genérica, vem piorando muito ao longo dos últimos 120 anos. Podemos considerar que a introdução da luz elétrica foi o marco mais significativo do começo desse processo. A lâmpada elétrica incandescente foi inventada por Thomas Edison em 1879 e já em 1876, alguns anos antes, havia sido construída, em Niagara Falls, nos Estados Unidos, a primeira usina hidroelétrica. A partir daí, rapidamente, os sistemas de geração de eletricidade e de iluminação elétrica passaram a ser produzidos e instalados. Em 1886 já havia sessenta usinas produzindo energia elétrica e 150 mil pontos de iluminação instalados. Um ano depois, eram 125 usinas de produção com 325 mil pontos de luz. Evoluindo dessa forma exponencial, a luz elétrica espalhou-se, nos anos subsequentes, pela maior parte dos países do mundo.

No Brasil, as primeiras lâmpadas foram oficialmente instaladas na Estação da Estrada de Ferro D. Pedro II, em 1879. Em 1903, chegou a São Paulo e ao Rio de Janeiro a *Light and Power Company*, que começou a fornecer energia e luz para ambientes públicos, empresas e residências. A popularização da luz elétrica significou um grande avanço para a qualidade de vida das pessoas, entretanto, como a iluminação que ela fornece é muito mais intensa e eficiente, há um maior estímulo do hipotálamo (parte do cérebro que controla o relógio orgânico) através do nervo óptico. O cérebro interpreta isso como se ainda houvesse luz do dia, adiando o ciclo noturno. Como consequência, as pessoas começaram a dormir mais tarde. O estímulo adicional da luz atrapalha o relaxamento.

Atualmente os dados de diferentes estudos sugerem que algo entre 12 e 40% das pessoas têm dificuldades para conciliar ou manter o sono. A discrepância entre os números deve-se às diferenças nos critérios que os pesquisadores usam para definir a insônia. Outros fatores de discrepância concernem às diferenças de etnias, aos hábitos de vida, ao nível de estresse e à idade dos grupos estudados. A insônia é considerada a segunda queixa mental mais comum, depois de ansiedade. Fazendo uma média de todos os dados, podemos dizer que uma em cada três pessoas têm problemas para dormir, seja de forma crônica ou em fases da vida.

Em 1968, um autor chamado Tune publicou uma grande revisão dos estudos sobre insônia, no *British Medical Journal*, uma das mais respeitadas revistas de medicina no mundo. Ele levantou dados desde a década de 1920, mostrando que já naquela época havia um aumento significativo das queixas de sono ruim e entrecortado. Na década de 1970, os estudos apontavam para uma prevalência em torno de 15%. Hoje em dia, tudo indica que o número tenha dobrado. Essas informações vêm ao encontro da minha percepção de que a qualidade do sono de uma grande quantidade de pessoas está ruim, e a tendência é piorar. Além do problema dos distúrbios do sono, estudos mostraram que o tempo de sono médio da população vem diminuindo nos últimos cem anos. Estima-se que a redução tenha chegado a uma hora e meia, motivada pelas mesmas influências que atrapalham a sua qualidade e a sua profundidade. Outro ponto considerado pelos realizadores dos estudos é o aumento das demandas profissionais: muitos trabalhos são levados para casa, e o número de profissões que demandam trabalho noturno cresceu.

Como sei que meu sono não é bom?

A maior parte das pessoas que dorme mal sabe que tem problema de sono, mas existem pessoas cujo sono é ruim e que não se dão conta do problema. Aferir o impacto disso na saúde e na qualidade de vida é outra questão. Às vezes, o portador de problema de sono não tem ideia da gravidade do seu distúrbio. Assim, é um bom início dar ao leitor parâmetros para julgar a qualidade e a normalidade do seu ciclo noturno. Vamos aos principais sinais que devem ser valorizados, desde que frequentes, quando ocorrem várias vezes durante a semana:

- Dificuldade para conciliar o sono: quando a pessoa leva mais de meia hora deitada em repouso absoluto de olhos fechados, sem conseguir dormir, ficando, também, desconfortável, irritada, mexendo-se na cama, na espera pelo sono.

- Sono interrompido: quando a pessoa acorda no meio da noite e tem dificuldade de retomar o sono. Quando o período no leito, à espera do sono voltar, passa de meia hora e deixa a pessoa desconfortável e irritada, trocando de posição várias vezes.

- Despertar frequente: quando a pessoa acorda muitas vezes no meio da noite, mesmo que voltando a dormir logo em seguida. É considerado normal até cinco episódios de despertar por noite, desde que não causem desconforto. Pessoas que despertam muitas vezes (seis ou mais) têm o sono prejudicado.

- Despertar precoce: quando a pessoa acorda muito cedo e não consegue mais dormir.

- Sensação de noite mal dormida: quando a pessoa acorda de manhã e sente fadiga e desejo de dormir mais, como se a noite de sono tivesse sido insuficiente.

- Sonolência diurna: quando a pessoa passa o dia todo com sensação de sono e vontade de tirar uma soneca.

- Quando manifestações como mau humor, fadiga e cansaço mental, falta de concentração, irritabilidade, dificuldade de raciocínio e cabeça pesada aparecem associados aos outros sintomas de anormalidade do sono acima.

Se a pessoa tem um ou mais dos sintomas acima pode sofrer de distúrbio do sono. Caso tenha os sintomas relatados no último item associados a algum dos itens anteriores significa que o seu problema de sono é importante e ela deve procurar auxílio para se tratar.

Por que o sono das pessoas está piorando?

Além da influência da luz elétrica que já citei, a evolução da tecnologia vem criando novos produtos e serviços que são oferecidos à população. Esses acabam funcionando como excitantes para o cérebro e interferindo na indução do ciclo noturno pelo hipotálamo (região do cérebro onde fica o relógio orgânico). Ao longo dos anos surgiu o rádio, o telefone, a vitrola, a televisão, outros sistemas de reprodução sonora, os jogos eletrônicos, o computador e, por fim, o telefone celular.

Hoje em dia, nosso cérebro é superestimulado a todo o tempo pelas mídias eletrônicas. Recebemos uma crescente quantidade de informações, quase em tempo real, sobre tudo que acontece no mundo. É uma avalanche de estímulos que ao chegar ao cérebro causam a liberação de mediadores de estresse e estimulam os hormônios da hipófise. Quanto maior é a reação de liberação de hormônios e mediadores químicos, mais difícil é a redução da atividade cerebral para conciliar o sono.

Para agravar ainda mais o quadro, a cultura ocidental valoriza os excessos e a excitação. Aqui no ocidente, só aprendemos onde fica o acelerador do cérebro, ninguém sabe pisar no freio de forma eficiente. As pessoas são obrigadas a apelar para medicamentos com o intuito de reduzir a ansiedade, fruto do excesso de estímulo, ou conciliar o sono. Por esse motivo, os medicamentos com atividade calmante e os indutores do sono se tornaram os campeões de venda entre todos os diferentes grupos terapêuticos. Ratificando esse fato, temos as pesquisas do mercado farmacêutico feitas pela empresa *IMS Health*, considerada a maior empresa do mundo nessa área. Tais pesquisas indicam que os medicamentos ansiolíticos e antidepressivos foram os que mais expandiram suas vendas em todo o mundo nos últimos quinze anos.

De forma geral, os medicamentos são os principais instrumentos que a medicina possui para resolver o problema de sono dos pacientes. Os medicamentos clássicos, chamados de benzodiazepínicos (valium, lexotan, rivotril, frontal) têm a limitação de provocarem o fenômeno da dependência (depois as pessoas não conseguem mais dormir sem eles) e da tolerância (com o passar do tempo, as doses usuais começam a não causar o efeito desejado), além de terem um impacto negativo na memória.

Recentemente surgiram os hipnóticos (medicamentos que induzem o sono) de terceira geração: os derivados da ciclopirrolona (a zolpiclona) e os derivados da imidazopiridina (o zolpidem). Pesquisadores chegaram à conclusão de que a zolpiclona possui uma forma de agir semelhante aos benzodiazepínicos (atuam num receptor chamado GABA) e, por isso, não possuem grandes vantagens em relação aos últimos. O zolpidem age de outra forma e tem sido prescrito sob o argumento de que não gera muita dependência e normaliza o ciclo do sono. Atualmente, o zolpidem é a primeira opção de tratamento médico para a insônia.

Para a pessoa que dorme mal e não deseja tomar medicamentos (apenas em último caso) a atual abordagem gera uma grande frustração. O motivo deste livro é explorar de forma prática, objetiva e focada na eficiência, caminhos diferentes para dormir bem, que permitam recuperar o sono reparador sem precisar apelar para as drogas sintéticas.

Outros fatores que pioram o sono

Além do excesso de estímulos ao cérebro, existem outros motivos que afetam a qualidade do sono, gerando os sintomas que já mencionei anteriormente. É preciso identificá-los e, se possível, enfrentá-los para que o sono volte ao seu padrão normal.

- Problema alimentar: alguns alimentos podem interferir no sono de forma significativa. Se explorarmos as reações individuais, ou seja, as sensibilidades específicas das pessoas, o resultado pode ser ainda mais indicativo das alterações provocadas conforme cada indivíduo. A alimentação deve ser cuidadosa para não atrapalhar o sono, como será discutido adiante.

- Falta de higiene do sono: o ambiente e as condições no local em que a pessoa dorme devem ser adequados para afastar tudo que possa atrapalhar o sono reparador. Neste livro há um capítulo que trata especificamente da questão.

- Estresse continuado e estresse afetivo: a exposição do indivíduo a situações muito estressantes, seja no plano geral, seja no contexto de suas relações afetivas, pode piorar muito a qualidade do sono. Nesses casos, considerando a intensidade dos sintomas ou a brevidade do estímulo estressante, o uso de medicamentos hipnóticos pode ser justificável.

- Predisposição genética: uma parte dos indivíduos tem um sono mais curto e mais fácil de ser interrompido. Seu sono é afetado com muito mais facilidade. São pessoas que têm dificuldade de iniciar o ciclo noturno, ficam acordadas de madrugada e são, por isso, chamadas de vespertinas. É possível identificar em sua história que elas têm dificuldade para dormir desde pequenas ou que existam, na família, outros casos de insônia grave. Algumas dessas pessoas podem precisar do suporte de medicamento, caso outras medidas não funcionem.

- Uso de medicamentos: muitos medicamentos sintéticos podem causar insônia. Quando a pessoa começa a ter insônia sem explicação e isso coincide com o uso de algum medicamento, ele deve ser interrompido sob supervisão médica, para avaliar se sua retirada normaliza o ciclo do sono.

- Insônia secundária a outras doenças: existem algumas doenças que podem causar insônia como parte dos seus sintomas: problemas endócrinos, como hipertireoidismo, problemas neurológicos e psiquiátricos e, ainda, apesar de pouco usual, a insônia pode ser sintoma de infecções, câncer e doenças autoimunes. Nesses casos, para curá-la é preciso tratar a doença de base.

Para quem tem o sono ruim e gostaria de melhorá-lo, o primeiro passo é buscar identificar todos os fatores que podem estar atrapalhando o ciclo noturno, gerando excitação ou estresse e a liberação de hormônios e mediadores pela hipófise. O ideal é fazer uma revisão de todos os fatores que podem estar interferindo. Esses fatores serão apontados ao longo dos próximos capítulos.

Quando a insônia preocupa

A insônia é um sintoma usual e, na maioria dos casos, não preocupa a pessoa a ponto de fazê-la buscar um atendimento médico. É até comum e esperado que, de tempos em tempos, as pessoas tenham alguma dificuldade para dormir por conta do estresse diário. Entretanto, a insônia pode apontar problemas sérios de saúde que exigem atendimento médico imediato. Vamos aos principais pontos que indicam a gravidade do sintoma:

• Insônia completa e recorrente, quando o paciente não dorme nada por dias seguidos;

• Insônia acompanhada de modificações do humor, alucinações, delírio ou qualquer sintoma psiquiátrico;

• Insônia acompanhada de dor de cabeça ou qualquer sinal neurológico;

• Insônia acompanhada de emagrecimento, modificação do apetite, problema na tireoide ou outro indicativo de doença sistêmica;

• Insônia acompanhada de grande astenia física e mental.

A HIGIENE DO SONO

O termo "Higiene do sono" foi criado pelo pesquisador norte-americano Peter Hauri, em 1977, com o intuito de auxiliar o tratamento de insônia sem a necessidade do uso de medicamentos convencionais. Ele se refere a hábitos e medidas simples que podem ter impacto significativo na qualidade e duração do sono e que, muitas vezes, são suficientes para resolver casos ainda iniciais ou sem complicação.

A palavra higiene vem do grego *higia* que significa saúde, por isso a higiene do sono não só se refere a aumentar o seu tempo, mas também a torná-lo mais saudável e reparador. Sabemos que para isso é preciso que as pessoas completem os ciclos, passando por um tempo importante de sono REM Após o lançamento da ideia, muitos pesquisadores duvidaram que medidas simples pudessem ajudar de forma significativa os insones e aumentar o período de sono REM.

A ideia da higiene do sono, pouco valorizada no início, acabou se mostrando eficiente. Os estudos mais recentes mostraram que essas medidas são suficientes para resolver cerca de 1/3 dos casos de insônia, em especial os casos menos graves. Qualquer pessoa que dorme mal pode se beneficiar das medidas. Entre elas, estão: iluminação, silêncio ou som relaxante, alimentação, conforto, posição de dormir, atividade física, além de horários e ajustes no relógio biológico.

O ambiente do sono saudável

O grau de luz ambiente tem importante influência na indução e manutenção do sono. No momento de dormir, o ideal é ficar num ambiente bem escuro para induzir o relógio orgânico a iniciar o ciclo noturno, ou seja, para produzir as adaptações neurológicas que levam ao sono. Nunca se deve deixar uma luz acesa, mesmo que seja tênue. Pessoas que têm tendência à insônia não devem ter televisão, computador ou outros aparelhos eletrônicos no quarto de dormir. Também é recomendável que uma hora antes do horário de dormir as pessoas reduzam a iluminação para irem se adaptando ao sono. Já durante o dia, é importante estar em contato com uma fonte de luz forte. Sempre que possível, é benéfico fazer uma caminhada de uma hora ao ar livre. Isso ajuda no ajuste do relógio orgânico.

Antes de dormir, a atividade mais recomendada é a leitura. Ler calmamente um livro ajuda a relaxar e a se desligar dos problemas do dia a dia. A leitura, que exige movimentos oculares sincronizados, também gera fadiga ocular e movimentos repetitivos que, para o indivíduo cansado, ajudam a adormecer. É comum as pessoas sentirem sono ao ler e até mesmo dormir no meio de uma leitura.

A ausência de ruídos no ambiente também facilita o sono. Alguns sons, entretanto, podem ter efeito relaxante e podem ser usados para ajudar a induzi-lo. Músicas suaves e em baixo volume podem ter essa ação, mas o ideal é interrompê-las depois que a pessoa adormece. Um nível alto de ruído durante o sono pode interferir na sua qualidade. Os ruídos altos e intermitentes são os que mais interferem. Eles podem acordar a pessoa, o que decorre de um mecanismo de defesa porque um ruído mais alto pode representar uma ameaça.

Conforto é fundamental

A presença de estímulos externos que geram mal-estar ou desconforto atrapalha muito o sono. A sensação de conforto é fundamental para a sua qualidade. Para ter conforto, a pessoa precisa dormir em um colchão que seja macio, mas que suporte o corpo de forma aproximadamente homogênea. Assim, colchões de espuma são preferíveis aos de mola. Camas duras demais costumam provocar desconforto, prejudicar a qualidade do repouso ou acordar as pessoas precocemente.

Algumas pessoas se beneficiam muito de colchões de água. A água faz um leve balanço que atua como um embalo de ninar, ajudando no relaxamento corporal. Mas esse efeito é particular e as pessoas só descobrem se há benefícios experimentando o colchão de água.

Há ainda os colchões feitos de novos materiais que se adaptam à forma do corpo gerando conforto. Pessoas que têm dores na coluna podem se favorecer com esse tipo de colchão.

Deve-se evitar travesseiros grandes demais porque forçam a coluna cervical. A altura correta do travesseiro é a mesma da distância entre a orelha e o ombro da pessoa. Às vezes, a colocação de travesseiros para apoiar o braço e as costas ajuda a encontrar uma posição mais confortável. Aqueles que têm dores nas costas podem se beneficiar de uma bolsa térmica na região onde sentem dor durante a noite.

Os candidatos a uma boa noite de sono devem estar adequadamente cobertos para não sentir frio porque a temperatura ambiente também cai durante a noite. Sentir frio ou calor sempre atrapalha. Medidas simples, como um copo d'água ao lado da cama, evitam uma ida dispensável até a geladeira. Sem falar que, ao levantar, o organismo é obrigado a secretar adrenalina para ajustar a pressão arterial. A pressão fica fisiologicamente mais baixa durante o sono e precisa fazer esse reajuste. No retorno para a cama, esse pequeno "passeio" pode dificultar a retomada do repouso normal.

Outra recomendação que ajuda é evitar beber muita água antes de dormir e esvaziar a bexiga logo antes de deitar. À noite, após deitar, há uma tendência do organismo a drenar líquidos acumulados nas pernas devido à força da gravidade. Por isso, algumas pessoas acordam para urinar. Esses cuidados podem evitar as idas desnecessárias ao banheiro, que também interrompem o sono.

Qual a melhor posição para dormir?

A posição ideal para dormir é a de lado porque é a

que mais facilita a manutenção das vias aéreas pérvias, desobstruídas. Essa desobstrução durante o sono é fundamental para a sua qualidade. Pessoas que têm as vias aéreas obstruídas acabam desenvolvendo um problema chamado apneia do sono, condição que atrapalha muito a sua qualidade e reduz o sono REM, fase mais importante e fundamental para a saúde.

Pessoas que desenvolvem a apneia do sono roncam muito e podem acordar sobressaltadas à noite com sensação de sufocamento. Elas também vivem com fadiga, sonolência diurna, mau humor e falta de concentração. Nesses casos, um médico deve ser procurado.

A posição de lado é mais fisiológica para a coluna vertebral. Na posição lateral, as lordoses da coluna lombar e cervical são poupadas de tensões geradas pela força da gravidade e, com isso, a musculatura da coluna relaxa mais. O ideal é trocar de lado três ou quatro vezes durante a noite para não sobrecarregar o lado que fica por baixo.

Alimentação importa e muito!

Aquilo que comemos, em especial no final do dia e à noite, influencia na qualidade do sono. Existem alimentos que são excitantes, outros induzem à liberação de mediadores que atrapalham o sono gerando pesadelos. Há, ainda, a possibilidade de fome e sede acordarem a pessoa no meio da noite. Sempre que isso acontece, o sono é afetado e a pessoa pode até desenvolver insônia.

Fazer uma refeição leve e bem balanceada à noite, evitar bebidas alcoólicas e com cafeína, evitar gorduras em excesso, em especial as insaturadas, estão entre as principais medidas de alimentação para pessoas que têm problemas de sono. Vamos nos aprofundar nesse tema no capítulo específico.

Atividade física

A atividade física frequente é um recurso fundamental para ajustar o ciclo do sono. Quando o hábito é regular, o estresse é reduzido pela liberação de endorfinas, o desempenho cardiovascular melhora, os níveis fisiológicos de pressão arterial se mantêm e o exercício ajuda a relaxar. Entretanto, essa prática não deve ser feita próximo à hora de dormir. Quando fazemos uma atividade física, liberamos hormônios como cortisol, adrenalina, vasopressina e CRH, que são estimulantes do sistema nervoso. Algumas dessas substâncias ainda ficam com níveis mais elevados por alguns minutos, ou por horas, após o término do exercício – o que pode atrapalhar seus planos de dormir. Por isso, o ideal é terminar a atividade física no mínimo quatro horas antes de ir para a cama. A quantidade de atividade física também importa. Fazer muitas horas seguidas de treinamento pode dificultar a conciliação do sono e diminuir o tempo de sono REM. Recomenda-se limitar o período de atividades físicas intensas para duas ou três horas diárias, sejam continuadas ou em diferentes intervalos.

Ajustando o relógio orgânico

Quem tem dificuldade de sono deve saber cuidar do

seu relógio orgânico para que funcione em harmonia, de forma eficiente. Um problema muito comum entre insones é o despertar tardio. Procurar acompanhar o dia acordando cedo ou, no mínimo, estabelecer um horário para acordar é o primeiro passo. Quando o horário do despertar varia muito, o relógio orgânico é afetado e pode dificultar a conciliação do sono. Da mesma forma, sempre que possível, a hora de deitar para dormir deve ser a mesma. Dessa forma, cria-se um ritmo induzindo o hipotálamo a liberar os hormônios que provocam o relaxamento que inicia o ciclo do sono sempre no mesmo horário.

Outra estratégia comum utilizada pelas pessoas que dormem mal é tirar uma soneca, a famosa sesta após o almoço ou em algum outro momento do dia. A sesta pode ajudar, mas é fundamental que seja feita de forma correta. Uma soneca à tarde recupera uma boa parte do desgaste de uma noite mal dormida. Se for longa demais, vai acabar atrapalhando o relógio orgânico e dificultando o sono na noite seguinte, e o problema se perpetuará.

O que os especialistas do sono recomendam é que a soneca tenha de quarenta minutos até, no máximo, uma hora de duração. A partir desse limite, tanto o relógio orgânico como a capacidade de trabalho mental pós-soneca começam a ser afetados, eliminando os seus benefícios.

O principal fator de ajuste do relógio orgânico são as variações da luz ambiente. Seja porque as pessoas às vezes trabalham em locais fechados, sem acesso à luz do dia, seja porque ficam em ambientes muito iluminados, com o agravante do estímulo de telas eletrônicas, como

TV e computador à noite, o que pode atrapalhar o relógio orgânico e dificultar a conciliação do sono.

Se você trabalha num lugar fechado, sem janelas, é recomendável colocar um foco de luz forte no seu espaço de trabalho e dar uma saída ao ar livre na hora do almoço. Já à noite, é bom evitar as telas de computador e televisão, ficando por pelo menos uma hora em ambiente de pouca luz antes de se deitar.

Temperatura corporal

A temperatura corporal cai, fisiologicamente, durante a noite até chegar ao seu nadir de manhã. Nesse mesmo período, há uma redução do metabolismo. Isso, junto à diminuição da temperatura ambiente, explica a queda na temperatura corporal. Essa redução de temperatura faz parte da desaceleração corporal fisiológica do sono. Garantir que esse processo seja equilibrado e nos limites ideais para a saúde ajuda na qualidade do sono.

A redução de temperatura é o que faz as pessoas terem necessidade de se cobrir durante a noite. O resfriamento torna a pessoa mais sensível ao frio. O organismo tem uma defesa contra o resfriamento excessivo que se chama peptídeo Y. Essa substância, produzida no cérebro, provoca a produção extra de calor no organismo através da queima de glicose. Isso tem sido chamado pela medicina de termogênese noturna.

Quando o cérebro libera o peptídeo Y em quantidades maiores que o normal, o sono pode ser afetado. Ele fica mais superficial e a pessoa pode acordar. Em alguns casos, a produção de calor é excessiva e a pessoa acorda suada e com sensação de mal-estar. Assim, auxiliar na manutenção fisiológica da temperatura corporal ajuda a ter um sono de qualidade.

Portanto, estar sempre coberto com um tecido leve, como seda ou algodão, durante o sono ajuda na sua qualidade. O tecido leve permite a redução da temperatura de forma lenta e gradual, evitando baixas acentuadas que geram a produção de peptídeo Y. Às vezes, o clima está frio e a necessidade de proteção é maior. Nunca se deve sentir frio durante a noite, uma coberta adequada à temperatura externa deve ser utilizada, evitando o resfriamento excessivo.

Entretanto, quando o ambiente está muito quente, como no verão em muitos locais do Brasil, a redução da temperatura corporal pode ser dificultada. Quando isso acontece, o hipotálamo tem dificuldade de promover o resfriamento fisiológico do sono e a pessoa pode transpirar e se sentir desconfortável. Se há disponibilidade de ar-condicionado, o frescor da noite pode ser mimetizado pela adequação da temperatura no quarto de dormir. Por não dispor de ar-condicionado, muitas pessoas utilizam ventilador para reduzir a sensação de calor. Não se deve colocar o vento do ventilador direto sobre o corpo descoberto porque causa redução excessiva de temperatura, atrapalhando o sono.

Outros conselhos

O quarto de dormir deve ser um lugar aconchegante, agradável e convidativo. A pessoa, se tiver esta possibilidade, deve escolher um cômodo onde se sinta muito bem, relaxada e à vontade. Os chineses introduziram o conceito de Feng Shui (que significa, literalmente, água e vento), uma ciência milenar que ensina como escolher um bom lugar para morar. Segundo os ensinamentos orientais, um quarto ou uma cama colocados em locais inadequados atrapalham o bem-estar e o sono (leia mais no capítulo "O quarto de Morfeu").

A sensação de grande conforto e bem-estar no ambiente é um dos principais indicativos de que o lugar é adequado para dormir. Se você não sente esse relaxamento e bem-estar no local onde dorme, pode cogitar mudá-lo. Segundo esse conceito, a casa deve ter uma boa orientação no espaço, com suas principais entradas voltadas para leste, onde nasce o sol. Podemos ver essa mesma orientação na cultura popular, as casas que recebem o sol da manhã são as mais confortáveis e saudáveis.

Recomenda-se, em resposta à preocupação com as influências externas, que a cama nunca fique de frente para a janela. Essa orientação expõe a pessoa, enquanto dorme, às influências negativas que entram por ela, a janela deve ser lateral ao principal eixo da cama. Também é recomendável que ela seja muito eficiente para proteger bem as pessoas em seu sono.

Na China antiga, era comum os ladrões e assassinos entrarem pela janela à noite porque esse era o momento em que guerreiros e outras pessoas importantes estavam mais indefesas. Assim, a recomendação de janelas que vedam muito bem e a uma boa distância da cama fazem todo sentido. Hoje em dia, os vilões que entram pela janela são a luz e o ruído. Na maioria dos locais urbanos, mesmo à noite, uma quantidade significativa de ruídos pode entrar pela janela. Por isso, é um ponto fundamental que ela vede ruídos e luz de forma eficiente, protegendo assim a qualidade do sono.

Desacelerando o cérebro

Na vida moderna, no dia a dia, cada vez mais dependemos das funções do nosso cérebro para vencer. Os profissionais que galgam os melhores cargos e têm sucesso no mercado de trabalho são aqueles que desenvolvem maiores qualificações na sua formação e o demonstram nas atividades que exercem. Tudo isso depende das funções cerebrais. Memória, raciocínio rápido, capacidade de concentração, versatilidade mental, estabilidade emocional e capacidade de tomar decisões são elementos exigidos nas melhores oportunidades de trabalho que surgem para as pessoas.

Profissionais, para se sobressaírem em suas carreiras, precisam dominar duas línguas além do português, ter uma boa cultura geral, serem eficientes em informática e terem feito pós-graduação. Para tanto, muitas pessoas são obrigadas a conciliar estudo e trabalho em extensas cargas de atividade mental. Combinando essas demandas com os estímulos que decorrem da tecnologia e da massificação dos meios de comunicação, estamos construindo um exército de pessoas com o cérebro superestimulado.

Nas empresas, a ordem é estimular as pessoas a produzirem mais, melhorarem sua eficiência e aumentarem o seu tempo de trabalho. O medo de perder o emprego faz os funcionários exigirem o máximo de si mesmos. O resultado é o aumento constante de problemas psiquiátricos de todo o tipo, incluindo os distúrbios do sono.

A entrada da tecnologia nos serviços e obrigações das pessoas aumentou a quantidade de problemas que elas enfrentam cotidianamente. Hoje em dia, o cidadão lida com várias empresas fornecedoras de serviços, como telefonia celular, provedor de internet, TV a cabo, operadoras de cartão de crédito etc. Todas elas costumam gerar conflitos e desentendimentos, de tempos em tempos, com seus clientes.

Quando saímos de casa para o trabalho, ou para outra atividade qualquer, entramos em contato com a disputa por meios de transporte. Se somos felizes possuidores de carro, o conflito é com os outros veículos – as ruas são disputadas pelos motoristas como se todos estivessem correndo para salvar seus familiares da forca. Não é à toa que as brigas de trânsito não raro terminem em agressão física, havendo até os casos de disparo de arma de fogo. Se a pessoa costuma usar transporte coletivo, os problemas mudam, mas o estresse permanece. Filas, empurrões, veículos lotados como lata de sardinha, freadas, verdadeiras maratonas na ida e na volta do trabalho.

Por isso, é comum as pessoas chegarem em casa tensas e estressadas, com dificuldade de se desligar dos problemas de trabalho ou de outros contratempos que ocorrem durante o dia. Tudo isso vem à cabeça quando a pessoa deita, dificultando o processo de relaxamento. Para que o ciclo noturno seja saudável, é preciso ter instrumentos que protejam o cérebro e reduzam sua atividade.

Como pisar no freio do cérebro

No ocidente, não costumamos aprender nenhuma técnica ou forma de reduzir a intensidade e a velocidade das funções mentais. Na maioria dos casos que acompanho em meu consultório, noto que os pacientes exibem grande dificuldade de controlar sua atividade cerebral. As pessoas costumam se queixar de que os pensamentos invadem a cabeça e que as preocupações não dão sossego, por isso é tão difícil relaxar ao final do dia.

Desacelerar o cérebro pode ser difícil mesmo. Em geral, o organismo interpreta, quando há um nível grande de demandas e estresse durante o dia, que as ameaças persistem e a reação é manter-se preparado para um embate até que os problemas se resolvam. Seguindo a nossa resposta, semelhante a dos nossos antepassados que sobreviviam na savana africana, a tendência do organismo é ficar preparado para a fuga ou para a luta. Nesse contexto, a qualidade do sono fica muito ruim. Para desacelerar, é preciso quebrar esse tipo de reação.

Na minha experiência, para desacelerar, o ideal é combinar estímulos, ou atividade relaxantes, que funcionem potencializando-se mutuamente, obtendo um resultado mais consistente. Cada pessoa se adapta melhor a um tipo de solução. O ideal é que as pessoas tentem as diferentes propostas e vejam quais funcionam melhor para si mesmas.

Vou colocar abaixo os procedimentos que acredito serem os mais eficientes para reduzir a atividade cerebral e, dessa forma, ajudar a normalizar o ciclo noturno.

Aprendendo a meditar

A meditação é um dos procedimentos mais efetivos na redução da atividade cerebral e no estímulo para resgatar a fisiologia normal do hipotálamo, ações que podem fazer a maior diferença para melhorar a qualidade do sono.

1. Medite na cama. Fique numa posição confortável. O ideal é deixar as pernas levemente dobradas, apoiadas num travesseiro, assim como as costas e a cabeça também apoiadas. Sinta-se confortável na posição, aí é possível relaxar.

2. Reduza a luz do quarto. O ideal é ficar uma penumbra. Feche os olhos e procure se concentrar apenas nos pensamentos.

3. Pressione o dorso da língua sobre o teto da boca, no palato. Isso estimula fibras que aumentam a capacidade de relaxamento e concentração. Basta fazer, no céu da boca, uma pressão suave e contínua com a língua.

4. Coloque, se tiver vontade, uma música muito relaxante. Existem algumas músicas que são especiais para meditar ou ainda para dormir. O volume tem

que ser muito baixo para se confundir com os ruídos que vêm de fora. O ideal é que o lugar seja silencioso. Ruídos altos atrapalham a concentração necessária para uma meditação eficiente.

5. Respire pausadamente, usando o diafragma. Todas as escolas de meditação consideram o uso da respiração diafragmática um instrumento para aumentar a capacidade meditativa. Para respirar com o diafragma, deite e coloque as mãos sobre a barriga. No momento de inspirar, projete a barriga para fora, estufando, e, na hora de soltar o ar, coloque a barriga para dentro. Tente algumas vezes antes do momento da meditação, para ganhar coordenação nesse tipo de respiração.

6. Escolha uma frase curta, duas ou três palavras, com algo que é importante para você, e repita lentamente para si mesmo de forma contínua enquanto respira. Concentre-se unicamente nos sons da frase e procure tirar todos os outros pensamentos da cabeça. No início, você terá dificuldade, mas, conforme for treinando, conseguirá ficar cada vez mais mergulhado nos sons e na respiração. Aí, você já estará em transe meditativo.

7. Medite pelo menos duas vezes por semana. No início, parecerá que não meditou, mas você já estará fazendo pequenos períodos de transe meditativo. Isso vai ajudar o seu cérebro, melhorando seu sono e reduzindo a ansiedade. Aos poucos, você conseguirá meditar por períodos de tempo maiores e com maior profundidade e verá os benefícios para a saúde do cérebro e do organismo como um todo.

Tome um banho quente e relaxante

A água é uma fonte de prazer para o ser humano. A água traz memórias prazerosas da vida intrauterina, por isso gostamos tanto de mergulhar. Essas memórias agregam sensações de proteção, segurança e felicidade que ajudam muito a quebrar o estresse, induzindo o processo de relaxamento. O calor da água quente relaxa a musculatura e também ajuda no processo de relaxamento geral. Se você tem uma banheira em casa o ideal é usá-la, porque pode soltar o corpo na água e entrar em níveis mais profundos de relaxamento.

Muitas pessoas tomam banho ao chegar em casa, e sugerir reforçar esse hábito aqui soa como chover no molhado. Entretanto, há alguns detalhes que precisam ser cuidados para que o resultado seja melhor e faça toda diferença. Por isso, existem muitas recomendações sobre como deve ser esse banho do final do dia. As minhas dicas são as seguintes:

1. O banho deve ser quente, pois a água quente tem um poder de relaxamento muito maior que a fria. Se a pessoa não gosta de água quente ou tem alguma restrição, o banho deverá ser morno, mas nunca gelado.

2. O banho precisa durar no mínimo quinze minutos. O tempo que a pele fica em contato com a água vai determinar um efeito relaxante mais pronunciado. Banhos rápidos têm pouco efeito relaxante.

3. O ideal é que o banho seja de banheira. Nesse caso a pessoa pode deixar o corpo flutuando e relaxando

na banheira e pode fechar os olhos para sentir a água em contato com a pele.

4. Caso o banho seja de banheira, a pessoa pode pingar duas ou três gotas de óleo essencial de lavanda na água do banho. O aroma da lavanda no banho é delicioso, e existem muitos estudos científicos mostrando que a lavanda penetra na pele, gerando relaxamento e reduzindo a ansiedade.

5. Caso a pessoa não tenha banheira em casa, pode pingar uma gota de óleo de lavanda num potinho contendo uns 10 ml de hidratante corporal, e passar no corpo após o banho. Vai ter o mesmo efeito relaxante.

6. Caso esteja tomando banho de chuveiro, deixe a água do jato do chuveiro bater na região dos ombros e do pescoço por alguns minutos, procurando relaxar de olhos fechados nesse momento. Os ombros acumulam muita tensão do dia a dia e relaxá-los vai ajudar no relaxamento geral.

7. Caso tenha uma outra pessoa que viva com você, peça para esfregar uma bucha nas suas costas. O estímulo da pele com uma bucha e sabão, mais a água quente, potencializa o efeito relaxante do banho, gerando mais prazer e aliviando mais o estresse mental.

Receba massagem com frequência

Do meu ponto de vista, a massagem é um instrumento terapêutico maravilhoso. Por algum motivo que escapa à minha compreensão, a medicina não a valoriza como deveria. Às vezes, por uma vulgarização do seu emprego, outras vezes por considerá-la um método pouco eficiente, o fato é que poucos médicos a indicam no tratamento dos problemas de saúde de seus clientes. No meu entender, a massagem é um método altamente eficaz de combater o estresse, reduzir a ansiedade e, dessa forma, desacelerar o cérebro.

Eu acho que as pessoas que estão expostas ao estresse e principalmente aquelas que têm dificuldades para conseguir um sono profundo e reparador deveriam se submeter sempre à massagem. É claro que não é viável receber massagem de um profissional treinado todo dia em casa, salvo em raras exceções. Entretanto, todo profissional de classe média pode contratar massagem ao menos uma vez na semana. Nos outros dias, a solução pode ser caseira, em especial para os casados ou aqueles que repartem seu teto com uma pessoa disposta a ajudar.

Aprender técnicas simples de massagem não tem mistério algum. Basta um pouco de empenho, algum treinamento e sensibilidade. É claro que a pessoa não será uma exímia massagista, mas dá para quebrar um galho em casa. A massagem em algumas áreas específicas, como os pés, as mãos, o pescoço e a cabeça gera um efeito relaxante profundo. A pessoa pode se automassagear ou ser massageado por um familiar nessas áreas como estratégia de reduzir a atividade cerebral e induzir o relaxamento. Vale a pena seguir as seguintes orientações de como fazer uma massagem relaxante:

1. Concentre sua massagem ou automassagem nas regiões que geram mais relaxamento e induzem o sono: mãos, pés, nuca, região cervical, cabeça e costas.

2. Faça toques suaves, mas firmes e lentos. Massagem relaxante precisa ser lenta e ritmada para ter os melhores resultados.

3. Aplique um óleo para melhorar o desempenho. Você pode empregar um óleo de amêndoas doces com uma gota de óleo essencial de ylang-ylang para sua massagem. O óleo melhora o aspecto sensorial do toque, facilita o deslizamento e aumenta a capacidade de gerar relaxamento. Contudo, não exagere. A pele da pessoa que recebe a massagem nunca deve ficar melada. Apenas um sensorial discreto de hidratação.

4. Inicie com os toques de pressão, que podem ser feitos com o polegar. Coloque-o sobre as áreas tensas e faça uma pressão por alguns segundos. Você pode contar até dez para ter um parâmetro do tempo de pressão de cada ponto. A pressão deve ser sustentada e forte, mas nunca deve gerar dor.

5. Após os toques de pressão, podemos iniciar as manobras de amassamento. Amassamentos são manobras que lembram muito os movimentos manuais feitos no preparo da massa de pão. Nessas manobras, utiliza-se as mãos para amassar os grupos musculares na região que precisa ser massageada.

6. Por fim, pode-se fazer uns deslizamentos, pressionando os dedos sobre a pele e deixando a mão escorregar na região a ser massageada.

7. Deslizamentos e amassamentos não devem ser feitos na cabeça. Nesse local, fazer apenas os toques de pressão.

8. Com cinco minutos de cada uma dessas manobras, está feita uma boa massagem relaxante.

Ouça música ao chegar em casa

Música é um excelente relaxante para o cérebro. Pesquisas feitas por médicos que trabalham com musicoterapia revelam que ouvir música com frequência restaura o ritmo de ondas alfa no eletroencefalograma (o que denota relaxamento), melhora o humor, relaxa a musculatura, melhora o sistema imunológico, alivia o estresse e ajuda no tratamento de várias doenças mentais. Ao chegar em casa, colocar uma música e fechar os olhos para se concentrar nos sons é uma boa estratégia para melhorar o nível de relaxamento. Os principais cuidados para tirar todos os proveitos da musicoterapia são os seguintes:

1. Escolher uma música lenta e relaxante. O ideal é uma música clássica, ou ainda um instrumento que seja suave de ouvir, como piano, flauta ou violão.

2. Fechar os olhos para ouvir a música. O estímulo visual ativa o hipotálamo e dificulta o relaxamento. Portanto, para que a música seja mais relaxante, ela deve ser escutada de olhos fechados.

3. Colocar o volume baixo. O ideal é que a música seja quase como uma música de fundo. O volume alto atua como fator de excitação para o cérebro. Quando o volume é baixo, o efeito relaxante é muito mais eficiente.

4. Para ter um efeito relaxante profundo, pelo menos uma meia hora de música ao final do dia é de grande ajuda. Algumas pessoas se beneficiam de ouvir música logo antes de dormir.

Algumas pessoas gostam e tiram proveito de associar uma música relaxante à leitura, antes de dormir. Nesses casos a música pode ser ouvida de olhos abertos. Ouvir música e ler simultaneamente é um modo de economizar tempo. Numa época em que o tempo é escasso, as pessoas com dificuldade de arranjar espaço na agenda para todas as estratégias sugeridas aqui podem tentar conciliar música e leitura. A música pode também ser ouvida enquanto se relaxa num prazeroso banho quente.

Tenha uma vida sexual saudável

Fazer sexo é uma excelente maneira de neutralizar o estresse e reduzir o excesso de preocupações com problemas de trabalho e do dia a dia. O sexo libera endorfinas e outros mediadores que provocam uma profunda redução do nível de tensão emocional e física, trazendo vários benefícios à saúde. Isso ocorre principalmente quando a pessoa chega ao orgasmo. Entretanto, os benefícios do sexo acontecem mesmo que o orgasmo não seja atingido. Muitas pessoas associam sexo a lazer e, durante os dias de trabalho, focam menos na sua sexualidade. Porém, não há nenhum impedimento para fazer sexo durante a semana. Além de ser muito prazeroso, o sexo é bom para a saúde geral e pode ajudar a relaxar e eliminar as tensões, desacelerando o cérebro. Alguns conselhos para aproveitar a atividade sexual como instrumento de relaxamento e de melhora do sono:

1. Faça uma atividade física regular aeróbica. Isso ajuda a aumentar a libido e a resistência física e, assim, facilita a inclusão do sexo no dia a dia.

2. Acompanhe seus hormônios sexuais e sua atividade sexual com um especialista. Em geral, as pessoas costumam ter mais distúrbios do sono quando ficam mais velhas, acima dos cinquenta anos. Existe a possibilidade de modificações hormonais na idade pós-madura. Se a libido está baixa, um tratamento hormonal pode resolver o problema.

3. Substitua seu tempo na televisão ou no computador por atividade sexual. Muitas pessoas acabam trocando o tempo de intimidade sexual por outras atividades que atrapalham o sono. Resgate esse tempo com seu parceiro sexual.

4. Estimule a sua sexualidade e coloque foco nela. Existem muitos instrumentos de estímulo da sexualidade como filmes, brinquedos, géis estimulantes etc. Se você está com uma vida sexual sem glamour, busque meios de enriquecê-la. Você verá que, nos dias que fizer sexo, vai relaxar e dormir melhor.

5. Procure fazer sexo ao final do dia. O prazer sexual nesse momento ajuda os efeitos relaxantes a serem sentidos de forma mais intensa na noite de sono.

Diversos outros instrumentos podem ser usados para quebrar o estresse e desacelerar o cérebro. Pessoas têm suas peculiaridades e características e podem encontrar uma válvula de escape em diferentes atividades com as quais possuem uma grande afinidade. Algumas pessoas, por exemplo, encontram paz e uma sensação de relaxamento profundo rezando. Para outras, a dança, a pintura e outras atividades artísticas são poderosos instrumentos de alívio do estresse e meios de acalmar a mente. Você deve procurar quais são os instrumentos que lhe permitem relaxar e esquecer um pouco as obrigações e dificuldades do seu dia a dia.

Sono e respiração

A qualidade da respiração enquanto a pessoa dorme é o fator mais importante para um sono profundo, tranquilo e repousante. Muitas pessoas têm dificuldades de respiração durante a noite, sem se dar conta, e com isso a qualidade do sono fica muito comprometida. Por isso, alguns cuidados com a respiração precisam ser observados por quem pretende desvendar a arte de dormir bem.

Quando nos deitamos à noite, ocorrem modificações no nosso organismo que podem afetar a respiração. Quando a pessoa está deitada, os alvéolos, unidades funcionais dos pulmões que se assemelham a sacos microscópicos, encontram um pouco mais de dificuldade para serem ventilados pelo ar que entra no pulmão. Essa alteração é discreta e, no pulmão de uma pessoa saudável, não causa prejuízo significativo.

Entretanto, se ocorrem outros problemas que afetam a chegada do ar nos pulmões, o impacto é maior do que seria para as pessoas de pé ou sentadas. Com uma oxigenação precária, a qualidade do sono fica muito dificultada. O período de sono REM (sono com movimentos rápidos dos olhos) fica reduzido, levando a vários prejuízos à saúde.

O que é apneia do sono?

A apneia do sono é um problema de saúde no qual as vias aéreas ficam obstruídas enquanto a pessoa dorme, em especial nos períodos de sono mais profundo, o que impede a oxigenação adequada do sangue. Com isso, a quantidade de oxigênio que os glóbulos vermelhos produzem diminui muito. Isso gera uma reação no hipotálamo que faz acordar ou deixa o sono superficial. O indivíduo se mexe, restaurando o fluxo nas vias aéreas e voltando a respirar, mas, logo em seguida, tem outro episódio de apneia. Pessoas com quadros graves de apneia do sono sofrem mais de uma centena de episódios de pouca ventilação pulmonar numa noite comprometendo-a totalmente.

A quantidade de oxigênio no sangue é medida pela saturação da hemoglobina – proteína que o carrega. Ou seja, a quantidade de hemoglobina está ligada ao oxigênio. O normal é que de 95 a 98% da hemoglobina esteja oxigenada. Nas pessoas com apneia do sono, que ventilam mal, essa porcentagem cai abaixo de 80%, o que sacrifica o organismo todo, em especial, o cérebro. Por isso há uma redução muito significativa do sono REM, a parte mais importante do sono.

Existem alguns fatores que os médicos já identificaram como influentes no desenvolvimento da apneia do sono. Um fator é a obesidade, o acúmulo de tecido adiposo na região das vias aéreas facilita a sua obstrução. Outro fator é a idade, quanto mais velha fica a pessoa, mais flacidez dos tecidos e redução do tônus muscular e, com isso, as via aéreas colam, obstruindo a passagem do ar. A ingestão de bebidas alcoólicas e, ainda, o abuso de medicamentos sedativos para dormir, que reduzem o tônus da musculatura da laringe, também podem contribuir. Há, por fim, um fator hereditário no qual os pacientes possuem vias aéreas pouco amplas e tecidos flácidos que facilitam a obstrução da passagem do ar.

Como suspeitar de apneia do sono?

A apneia do sono é um problema que precisa ser identificado e tratado porque causa muito mal à saúde. Assim, as pessoas portadoras dos sintomas que vou descrever a seguir devem procurar um especialista (um neurologista especializado em sono ou um pneumologista) para ter o diagnóstico e o tratamento adequado. O diagnóstico é feito através de um exame chamado polissonografia, no qual o paciente dorme com um monitoramento que avalia de forma completa toda dinâmica do seu ciclo noturno de sono. Os principais sinais que sugerem que um especialista deva ser procurado são:

- Roncar muito à noite. Nem toda pessoa que ronca tem apneia do sono, mas todo portador do problema ronca muito. Em geral, os roncos são percebidos por outras pessoas. Os pacientes que dormem sempre sozinhos podem ter que pedir a ajuda de um terceiro para descobrir se roncam muito ou não.

- Muitos episódios de "engasgo" e supressão da respiração ao longo do sono. Enquanto a pessoa está roncando, o ruído do ronco é um sinal de que o ar ainda passa nas vias aéreas, mesmo que com alguma dificuldade. Mas na apneia do sono, de tempos em tempos, o ar para de passar completamente, o ronco desaparece e o paciente não consegue respirar. Nesse momento, o sono se superficializa, o paciente se mexe e faz ruídos que lembram uma pessoa engasgada, retomando os roncos. Para descrever esses episódios, é também necessário um observador.

- Sensação de noites mal dormidas. Com os episódios de apneia, os pacientes não conseguem aprofundar o sono até chegar ao nível REM. O repouso não é adequado, gerando fadiga e falta de disposição.

- Depressão, irritabilidade, redução da concentração e da memória. A falta de sono adequado e de sono REM afeta as funções do cérebro.

- Sono agitado. A cada episódio de hipoventilação (dificuldade do ar passar nas vias aéreas), o paciente pode se mexer até conseguir restaurar sua respiração. Assim, muitos pacientes com esse problema acordam com a cama totalmente revirada e em posições bizarras.

O que fazer em casos de apneia do sono?

Existem dois tratamentos principais para apneia do sono, segundo a medicina convencional: o uso de uma máscara de CPAP e a realização de uma cirurgia chamada laringoplastia. Nenhum dos dois é ideal e ainda estamos longe de ter uma solução totalmente satisfatória para o problema.

O CPAP é uma sigla que significa *Central Positive Airway Pressure*, ou seja, sistema de pressão positiva nas vias aéreas. Cria-se um sistema em que a pressão (pressão positiva) infla as partes moles (músculos e tecido conjuntivo) da laringe e, dessa forma, evita-se o seu colabamento. Isso é feito com um tipo de máscara que é colocada na face na hora de dormir. Muitas pessoas sentem incômodo com esse sistema tendo mais dificuldade de conciliar o sono. Por outro lado, existem aqueles que se adaptam bem à máscara e dormem muito melhor.

A laringoplastia é uma cirurgia em que há uma modificação cirúrgica na laringe visando aumentar a passagem de ar. O problema é que, em alguns pacientes, a cirurgia não obtém os melhores resultados e eles voltam a ter apneia. Outro problema é que essas cirurgias têm risco, podem, por exemplo, afetar a voz das pessoas. Isso não é comum, mas junto com os casos nos quais os resultados são sofríveis, a opção se torna a menos recomendada pelos médicos.

Eu prefiro, sempre, as soluções clínicas. Usando recursos que promovam a saúde e o bem-estar, é possível conseguir bons resultados. Assim, recomenda-se: emagrecer, se a pessoa está acima do peso, evitar álcool e medicamentos sedativos, iniciar atividades físicas regulares, buscar uma posição de dormir mais fisiológica (de lado) e, por fim, tratar problemas como sinusites e rinites, que podem atrapalhar a respiração.

A Medicina Chinesa possui alguns tratamentos que

têm um histórico tradicional de resultados. A acupuntura já demonstrou, em estudos clínicos, que reduz o número e a gravidade dos episódios de apneia. Isso acontece porque a acupuntura regula o tônus muscular da laringe. No caso dos fitoterápicos, há, tradicionalmente, a informação de que as fórmulas que tonificam a energia, como Si Jun Zi Tang (Decocção com Quatro Ingredientes Nobres), podem ajudar. Nessa concepção, os chineses acreditam que elas aumentam a rigidez do tecido conjuntivo. Para se tratar com a fitoterapia chinesa, é preciso procurar um médico que seja especializado em acupuntura.

Ainda aconselho que os pacientes iniciem o aprendizado de instrumentos de sopro, em especial os que requerem bastante potência respiratória, como o trompete e o saxofone. O esforço de soprar o instrumento musical alarga a laringe, ao mesmo tempo que reforça a musculatura, podendo corrigir completamente o problema da apneia. Para aqueles que rejeitam completamente a possibilidade do instrumento de sopro, aconselho, então, que pelo menos façam aulas de canto. Cantar não é o ideal, mas exercita a musculatura da laringe e pode ajudar. Se a pessoa quer potencializar o efeito do canto, pode, no dia a dia, encher bolas de aniversário, de látex, pelo menos uma vez ao dia.

Quem respira mal, mas não tem apneia

Muitos pacientes têm dificuldade respiratória e experimentam queda na qualidade do sono pelo desconforto, sem que possam ser diagnosticados como portadores de apneia do sono. Entre aqueles onde a patologia está claramente instalada e que não têm problemas, há uma larga gama de indivíduos com diferentes tipos de problema de respiração, de intensidade e perfil de sintomas distintos. Se você está nesse grupo, pode se beneficiar de algumas das sugestões e recomendações feitas neste capítulo.

A maior parte dos portadores de problemas de respiração que não se encaixam em apneia do sono se compõe de alérgicos e pessoas com problemas como asma, rinite crônica ou sinusite crônica. Os alérgicos têm tendência a desenvolver inflamação na mucosa das vias aéreas. Enquanto estamos de pé, a força da gravidade, no mínimo, ajuda a manter essa inflamação. Entretanto, ao nos deitarmos, há um aumento do fluxo de sangue para essas regiões. Com isso, o processo inflamatório aumenta, afetando mais intensamente a mucosa das vias respiratórias, isso explica por que muitas pessoas notam, ao deitarem, que o nariz entope, ou que, durante a noite, há mais tosse e secreção pulmonar.

Enquanto a pessoa está deitada, a tendência é de que o processo inflamatório das vias aéreas continue intenso, dificultando a respiração e aumentando a quantidade de secreção. Os dois fatores atrapalham a passagem do ar nas vias aéreas. Por isso, as pessoas roncam muito e sentem, de tempos em tempos, que a noite foi mal dormida e agitada, o que depende da intensidade de sintomas.

Assim, é importante que quem tem problema respiratório crônico e nota que ele afeta a qualidade do sono se empenhe em fazer um tratamento para removê-lo. Temos algumas sugestões para as pessoas com esse tipo de problema.

O que fazer para melhorar alergia e inflamação respiratórias

• Eleve a cabeceira da cama: levantar a cabeceira da cama ajuda a reduzir o impacto negativo que a gravidade exerce sobre as inflamações das vias aéreas, o que pode aumentar o conforto do sono.

• Faça um tratamento médico para alergia: existem vários tratamentos médicos que reduzem os sintomas alérgicos, como vacinas, corticoides tópicos e antialérgicos. O tratamento médico para a alergia e a inflamação das vias aéreas vai melhorar a qualidade do sono.

• Evite ter, no quarto, móveis e artigos de decoração que acumulem poeira: cortinas, carpetes, tapetes, livros e armários costumam acumular muita poeira, aumentando os sintomas alérgicos. O ideal é retirar todos esses itens do quarto de dormir.

• Borrife óleos essenciais no seu quarto antes de dormir: óleos essenciais, além de eliminarem ácaros e fungos que causam alergia, ajudam a desinflamar a mucosa. Coloque dez gotas de óleo de bergamota, de patchouli, de capim limão e de alecrim para cada 100 ml de álcool e borrife no quarto antes de dormir.

O QUARTO DE MORFEU

Morfeu (*Morpheus*), na mitologia grega, é o deus dos sonhos. Filho de Hipnos, deus do sono, ele é alado, vem suavemente à noite e leva os humanos para o mundo dos sonhos. O mito conta que Morfeu estava revelando segredos dos deuses aos mortais através dos sonhos. Zeus, contrariado com isso, fulminou-o com um raio.

Outra versão é a de que o deus assume a forma de entes queridos, familiares e conhecidos, e entra nos sonhos humanos, fazendo os dorminhocos se emocionarem com suas lembranças. Nessa versão do mito, o deus carrega as pessoas que sonham em seus braços. Daí vem a expressão "estar nos braços de Morfeu", que significa entregar-se ao sono.

O mito de Morfeu também nos ensina sobre o ambiente ideal para dormir. O sono de Morfeu embalava o sono dos gregos. Assim, ele precisava de um local muito especial para dormir. Diz Ovídio, em *Metamorfoses*, que ele dormia numa cama grande e confortável de ébano, que ficava numa gruta escura, rodeada de flores com perfume inebriante. Ébano é uma madeira muito resistente, negra, bonita e valorizada, o que indica que, para dormir bem, é preciso uma cama muito boa. A gruta escura e a negritude do ébano mostram a importância da ausência de luz para a qualidade do sono, fato que é comprovado pela ciência e amplamente divulgado neste livro. Por fim, as flores, cujo aroma inebriante induz o sono, revelam a importância não só da aromaterapia (uso terapêutico dos aromas) como instrumento de melhoria do ciclo noturno, mas também da relevância dos detalhes de conforto e relaxamento que precisamos ter no quarto de dormir para que o sono seja o melhor possível.

Podemos dizer que Morfeu é um tipo de padroeiro do quarto de dormir. Usando os conhecimentos do mito, outros conhecimentos da cultura popular e até alguns ensinamentos da ciência, é possível chegarmos ao quarto de dormir ideal. Se você adora dormir, mas tem dificuldades, precisará se preocupar em equipar o seu quarto de forma a estimular Morfeu, para que leve-o ao melhor que o mundo dos sonhos reserva aos mortais.

Boa viagem!

Uma pessoa que preza o sono precisa de um bom quarto de dormir. Sabemos que existem aqueles afortunados, capazes de dormir em qualquer lugar, mesmo sem nenhum conforto. Mas não devemos nos enganar. O sono será sempre melhor quando a pessoa dorme num local adequado. Por isso, ter muitos cuidados e alguma sofisticação no lugar de dormir nunca deve ser visto como luxo ou exagero. Afinal, passamos cerca de 30% do nosso tempo dormindo, e a qualidade do sono é

um atributo fundamental da saúde e do bem-estar.
Podemos dividir os cuidados com o local de dormir em três categorias diferentes. Na primeira, estão os cuidados básicos que todas as pessoas devem ter para assegurar a qualidade do seu sono. Em seguida, podemos citar os cuidados sofisticados, para aqueles com sono leve ou difícil e que precisam de um local especialmente preparado. E, finalmente, os cuidados individuais, ou seja, questões específicas que podem ajudar pessoas com mais dificuldades de sono e que necessitam de medidas diferenciadas e criativas.

Várias das recomendações e cuidados colocados neste capítulo já foram comentados em outras partes do livro, como no capítulo que fala da higiene do sono. Aqui, o foco será pragmático e objetivo, visando dar dicas e informações que ajudem a transformar o quarto de dormir no sonho de consumo de Morfeu.

Os cuidados básicos do quarto

Um quarto adequado ao bom sono precisa: ser bem ventilado, mas com janelas que vedem e garantam proteção contra ruídos; de um sistema eficiente de *blackout* (que impeça a entrada da luz); de um bom projeto de iluminação sem luzes no teto; de um espaço confortável para as pessoas dormirem e transitarem no quarto; de um sistema de condicionamento de ar de boa qualidade; da ausência de aparelhagem eletrônica, especialmente computadores e televisão; de uma cama convidativa e confortável, que deixe o corpo descansar com prazer.

Um quarto amplo e ventilado: para relaxar e adormecer, é necessário uma sensação de leveza, conforto e relaxamento. O quarto de dormir ideal não pode gerar sensação de abafamento. Se possível, mantenha uma veneziana com ventilação ou uma fresta aberta para o ar circular durante a noite (no caso de não se usar condicionador de ar), desde que a região seja silenciosa. Durante o dia, o quarto de dormir deve ficar aberto e receber um pouco de luz do sol para deixá-lo arejado e com uma atmosfera leve.
Se o quarto é pequeno, evite colocar muitos móveis e objetos. O ideal é que o espaço de vestir fique em um closet ou em outro aposento. Decore apenas com o essencial para a vida íntima e as necessidades noturnas. Isso inclui uma mesa de cabeceira. Nela, devem estar quaisquer itens e objetos que a pessoa possa necessitar à noite, como um copo d'água, medicamentos, um aromatizador, ou um pequeno sistema de som, caso a pessoa aprecie música. Outro companheiro inestimável da mesa de cabeceira é um bom livro, que deve ter o suporte de uma luminária adequada à leitura. Assim que os habitantes tiverem se recolhido ao leito, preparando-se para dormir, apenas a luz de leitura deverá permanecer acesa.

Proteção contra ruídos: com o aumento da urbanização e do acesso à tecnologia, o problema da poluição sonora é crescente no mundo. Veículos, aviões, sistemas sonoros, sistemas mecânicos, trens urbanos, sistemas de alarme, animais domésticos, vozes humanas, maquinário de obras, enfim, uma infinidade de fontes de ruídos muito intensos e perturbadores durante o dia e, inclusive, à noite pode interferir na qualidade do sono das pessoas nas cidades. É muito difícil estar dentro de casa em silêncio absoluto. Nós estamos tão acostumados a essa interferência sonora que quase não nos damos conta de como ela pode afetar o relaxamento e interferir no ciclo noturno.

Para dormir, o ideal é o silêncio quase absoluto. Por isso, o quarto de dormir dos sonhos de Morfeu deve ter um tratamento acústico para uma grande diminuição de ruídos no seu interior. Considerando a redução da espessura das paredes e a qualidade do material de construção atual, um quarto ideal precisaria de isolamento acústico completo. Entretanto, sabemos que a principal via de entrada de ruídos são as janelas. Assim, se ao menos elas tiverem um vidro antirruído, os ouvidos e a qualidade do sono vão agradecer. Vidros antirruído costumam ser caros, a pessoa que tem uma disponibilidade financeira menor pode optar por colocar duas lâminas de vidro paralelas em cada janela. Entre as duas, há uma distância que é preenchida pelo ar e funciona como isolante. Não é tão bom quanto o antirruído, mas dá um resultado parecido.

Outra opção é colocar um tampão de cera ou outro material moldável no ouvido, o que reduz mais de 80% da passagem de ruídos no meato auditivo. Essa opção é mais simples, porque a pessoa pode utilizá-la em qualquer local que dormir, seu custo é muito barato, sua aplicação, simples. Entretanto, muitos candidatos a ter um bom sono sentem plenitude (sensação de ouvido cheio e entupido) e desconforto no ouvido, não tolerando o seu uso. Se a pessoa não tolera o tampão de ouvido, a única solução é a proteção acústica do quarto de dormir.

Proteção contra a luz: um quarto de dormir ideal precisa de um sistema de bloqueio da luz bastante eficiente. Em muitos momentos, quando estamos dormindo, o dia já raiou, e a luz pode despertar-nos precocemente. Em regiões frias, próximas do círculo polar, os dias compridos no verão podem atrapalhar muito o sono. Às vezes, a própria iluminação pública é forte e penetra no quarto de dormir. Com um bom *blackout* – um tipo de cortina grossa que bloqueia toda a luz –, é possível deixá-lo tão escuro quanto a noite, mesmo que seja dia.

Deve-se ter cuidado com as cortinas de tecido. Elas acumulam poeira e ácaros, o que pode levar a uma irritação das vias aéreas. O recomendável é que o *blackout* seja de material sintético, não poroso, como uma persiana.

A proteção contra a luz nos oferece uma opção simples e eficiente que são as máscaras de pano. Eu prefiro as máscaras que possuem ervas aromáticas no interior, como a macela e a camomila. Diz-se que, em muitas culturas e tradições, o uso melhora a qualidade do sono. Eu vejo-as como um instrumento simples e eficiente para dormir melhor. Ao mesmo tempo que a máscara reduz significativamente a quantidade de luz, os aromas das ervas ajudam no relaxamento e na sensação de bem-estar, levando a um sono mais profundo e reparador.

Temperatura e condicionamento de ar: se atentarmos ao mito de Morfeu, veremos que tanto o frescor quanto o aquecimento são importantes ao sono. Uma gruta é um local fresco, mas é também um abrigo, inclusive contra o frio, nos meses de inverno. O Brasil é um país tropical, e a maior parte do seu território fica em regiões onde nunca se experimenta temperaturas baixas. Por isso, aqui, o que mais atrapalha o sono é o calor. Durante a noite, há maior exposição do organismo a variações térmicas do meio ambiente. Tanto o frio quanto o calor podem afetar a temperatura corporal, atrapalhando o sono. Por isso, dormir em um ambiente onde a temperatura é agradável facilita o relaxamento e é um ponto importante para quem deseja dominar a arte de dormir bem.

Durante a noite, é natural que a temperatura corporal diminua um pouco, por isso as pessoas podem ter um início de sono confortável e, após algumas horas, sentirem frio e a necessidade de se cobrirem. Devemos ainda considerar as variantes individuais que podem ser bastante significativas. Algumas pessoas sentem muito calor, enquanto outras sentem muito frio. Às vezes, quando essas diferenças ocorrem num casal, há uma dificuldade no quarto de dormir para que o ajuste térmico atenda aos dois. O ajuste da temperatura corporal exige cuidados especiais para atingir um sono de qualidade.

Em geral, as pessoas calorentas possuem um metabolismo basal maior, ou seja, produzem mais calor e, por isso, têm mais necessidade de dissipá-lo, inclusive à noite. Já os friorentos reduzem mais o seu metabolismo à noite e, por isso, precisam de proteção para não perder tanto calor, senão sua temperatura corporal baixa demais, gerando desconforto.

Já os sistemas de condicionamento de ar costumam baixar a temperatura mais que o indicado, levando as pessoas a terem frio durante a noite. Agora que sistemas de controle de temperatura digitais estão disponíveis, ajuste o seu sistema de condicionamento de ar para 24º Celsius. Assim, a temperatura ficará agradável sem gerar hipotermia – redução da temperatura corporal. A pessoa friorenta que convive com um calorento poderá apelar para uma coberta, e seu corpo ficará aquecido.

Se você usa o ventilador no quarto como um instrumento de alívio do calor, nunca coloque o vento direto sobre seu corpo ou sobre sua cama. O ventilador deve ser usado para aumentar a circulação de ar no ambiente sem incidir direto sobre as pessoas. O vento direto sobre a pele aumenta muito a evaporação de água, causando redução da temperatura local. Muitas vezes essa redução rápida da temperatura da pele não é acompanhada da redução sistêmica. Com isso, há um aumento do tônus dos músculos locais e a pessoa pode ter uma contratura muscular ou um resfriado.

Evite aparelhos eletrônicos no quarto de dormir: com a evolução da tecnologia, a presença de aparelhos eletrônicos no quarto de dormir está cada vez maior e mais intensa. Televisões, computadores, jogos eletrônicos, DVDs e outros aparatos são elementos comuns no quarto de muitas pessoas. Esses instrumentos eletrônicos, além de estimularem excessivamente o cérebro perto da hora de dormir, são geradores de ondas eletromagnéticas que podem poluir o ambiente.

Há indicativos de que a poluição eletromagnética – muitas ondas eletromagnéticas no local de repouso – pode ser um elemento que dificulta o relaxamento. As ondas emitidas pela TV e por outros aparelhos têm comprimento de onda grande e de baixa frequência, por isso não representam risco ao DNA ou ao sistema imunológico. Mas alguns estudos demonstram que pessoas que ficam muitas horas em ambientes com ondas eletromagnéticas podem ficar cansadas, tensas e com dificuldade de relaxar. A exata natureza desse fenômeno não está estabelecida, mas recomenda-se que o quarto de dormir seja livre dessas influências negativas.

Cama e colchão adequados: uma boa cama é um dos elementos que aparece no mito de Morfeu. Ela tem que ter uma estrutura firme. Essas camas que rangem ou balançam quando as pessoas se mexem não prestam. Elas dão uma sensação de insegurança para quem está deitado e acabam atrapalhando o relaxamento. Além disso, a cama deve ser bonita e convidativa. Vale a pena investir numa cama de boa qualidade, feita com material nobre, como o ébano usado na cama do deus grego.

O colchão é um dos pontos mais importantes para a qualidade do sono. Todos sabem disso, daí a corrida dos fabricantes para dizer que seu produto é melhor para a coluna que o do concorrente. Convenhamos, não se fez ainda o colchão 100% ideal, mas já contamos com alguns avanços em termos de qualidade nesse ponto específico. A preferência das pessoas também varia em relação à sua necessidade de colchão, algumas preferem estruturas mais duras e outras necessitam de material mais suave e deformável. Em geral, as pessoas conhecem essas características e devem seguir seu instinto e sensação de bem-estar ao escolher o colchão. Deve-se fazer um *test drive*: deitar nele e perceber a sensação de conforto.

A maior parte dos colchões é feita de uma espuma flexível de poliuretano – um polímero sintético. A densidade da espuma (quanto mais densa, mais dura é a espuma) deve ser ajustada ao tamanho e ao peso da pessoa. Uma forma de se orientar na hora de comprar um colchão é seguir os dados que os testes científicos mostram, considerando esses parâmetros e a sustentação ideal para o corpo.

Veja na tabela abaixo (baseando-se nas recomendações do Inmetro):

Peso/Altura	1,50 a 1,60	1,60 a 1,70	1,70 a 1,80	Acima de 1,80
50 a 60 kg	D 23 a 26	D 22 a 25		
60 a 70 Kg	D 25 a 28	D 24 a 27	D 23 a 26	
70 a 80 Kg	D 27 a 31	D 26 a 30	D 25 a 29	D 24 a 28
80 a 90 kg		D 30 a 34	D 28 a 32	D 27 a 30
90 a 120 kg			D 32 a 45	D 30 a 44

Outro parâmetro importante é a espessura da espuma. Quanto maior a espessura, maior a sensação de que o colchão é macio e suave. Quanto menor, a sensação é de que o colchão é duro. Eu recomendo espumas com espessura mínima de 8 cm, senão o colchão fica muito duro e acaba prejudicando mesmo àquelas pessoas que gostam de cama dura. O ideal é que o colchão tenha entre 10 e 20 cm de espessura, porque essa é a profundidade média de deformação da espuma que o corpo faz no colchão, dependendo, claro, do peso de cada indivíduo.

Se você caprichou na cama e no colchão, não há motivos para ser negligente com a roupa de cama. Lençóis de qualidade – com 200 fios ou mais, de algodão egípcio – são leves e suaves ao toque e ajudam muito na percepção de conforto da cama. Outra opção deliciosa são os lençóis de cetim de seda, que combinam leveza com proteção do corpo contra o resfriamento noturno. Todos são muito caros, mas, para se sentir no paraíso ao deitar em sua cama, é preciso investir.

Onde você coloca a cabeça: o travesseiro é um suporte especial para a cabeça. Ele visa a ajudar a acomodá-la de forma a melhorar o conforto da pessoa que está dormindo. Muitas pessoas usam travesseiros volumosos. Contudo, não é recomendável, a menos que a pessoa tenha alguma recomendação médica, dormir com a cabeceira alta. Os travesseiros grandes empurram a coluna cervical para frente, forçando-a, o que pode resultar em dor, dores de cabeça e outros sintomas que podem dificultar o sono.

Assim, equipar a cama com um travesseiro adequado é também uma exigência para a noite de sono saudável. O travesseiro ideal tem a altura que corresponde à distância da orelha até o ombro. Pode ser de uma espuma de densidade média (D25 a 28), mas existem outros materiais que são interessantes; por exemplo, os novos polímeros que tem uma melhor capacidade de distribuir o peso e se moldar à forma da cabeça (como um produto desenvolvido pela NASA e disponível no mercado). Mas eu prefiro o tradicional travesseiro de ervas, com pétalas de macela e camomila – a medicina popular diz que essas flores ajudam a conciliar e manter o sono. As pétalas, além de oferecerem uma capacidade de moldagem à cabeça e sustentação excelentes, exalam óleos essenciais que podem ajudar a relaxar e conciliar o sono.

Conforto e limpeza cheiram bem: o olfato é um sentido que influencia partes antigas e instintivas do cérebro, por isso é capaz de gerar vários estados mentais, inclusive relaxamento. O quarto de dormir deve ter um aroma agradável e especial, que ajude o relaxamento e também contribua para induzir o sono e o ciclo noturno. Existem alguns aromas que têm a propriedade de ajudar o sono, segundo pesquisas feitas pela aromacologia. Esses detalhes serão aprofundados num capítulo específico.

Os cuidados sofisticados

Muitas pessoas, mesmo tomando os cuidados básicos com seus aposentos e seguindo as recomendações da "higiene do sono", ainda encontram dificuldade para relaxar, sentir um conforto absoluto e se entregar aos braços de Morfeu. Para algumas dessas pessoas, outros fatores relacionados ao local onde dormem podem afetar a facilidade de conciliar o sono ou a sua qualidade. Nesses casos, os cuidados sofisticados podem ajudar.

O local ideal para a cama: esse é, sem dúvida, um aspecto altamente controverso e sem nenhuma comprovação científica, mas que, na prática, pode ter forte influência na melhoria da qualidade de vida de muitos insones. Há uma farta documentação transcultural sugerindo que, em alguns locais, a qualidade do sono e do relaxamento é ruim devido a aspectos do meio ambiente. A natureza exata dessas influências que afetam a saúde humana ainda é pouco clara, mas, no meu entender, há suficientes indícios de que elas existem e podem ser significativas para algumas pessoas.

Existem duas importantes fontes de informação sobre esse fenômeno, as escolas europeias de radiestesia e a escola oriental, chamada de Feng Shui. Ambas citam o mesmo fenômeno, as influências dos veios de água no subsolo que atuariam como um sistema de dispersão e drenagem da energia das pessoas e, com isso, gerariam mal-estar, o que quebra o relaxamento e afeta o sono. Essas escolas usam suas técnicas para achar água no subsolo com razoável eficiência. Essa explicação deve ter um fundo de verdade. Conforme esse conhecimento, devemos evitar os lugares de acúmulo de água e umidade para construir uma casa.

Mestres tradicionais de Feng Shui, na China antiga, utilizavam cães e outros animais para identificar os locais mais propícios para relaxar na casa e ali colocavam a cama. Segundo a tradição, os animais, instintivamente, escolhem o local de melhor Feng Shui para se deitarem e descansarem.

As palavras vento e água têm, ainda, uma mensagem significativa para a busca das condições ideais de moradia e, também, de repouso e sono. Feng – o vento – significa as influências e energias externas que podem entrar por portas e janelas, afetando a harmonia do lar. No capítulo "A higiene do sono", comento sobre as influências nocivas que entram pela janela, assim como reforço a importância de controlar bem a entrada de luz e de ruído no quarto de dormir.

Shui – a água – simboliza as influências positivas e negativas que ela tem sobre as residências. Na concepção tradicional chinesa, nunca se deve construir uma casa sobre um curso d'água, mesmo que subterrâneo. Se há água passando, ainda que no subsolo, ela drena a energia da casa e, com isso, as pessoas ficam fracas, adoecem e não conseguem relaxar. Se abaixo da casa a água é nociva, a presença dela por perto, no nível da superfície, é fundamental. Água próxima à residência é uma fonte de vida e saúde. Se não há nenhuma água perto, instala-se na casa a secura patogênica, uma condição que também faz mal à saúde e prejudica a harmonia do lar.

O curso de água no subsolo que afeta a saúde é um símbolo de como a umidade excessiva atrapalha a moradia. Umidade em excesso traz mofo, um grupo de pequenos cogumelos que se instala nos objetos caseiros. Eles são grande fonte de alergia e de outros problemas de saúde. Pessoas que moram em ambientes com mofo podem ter problemas respiratórios que afetam a qualidade do seu sono. A umidade excessiva é um problema comum em muitas áreas do Brasil.

Entretanto, observamos esse mesmo fenômeno

(sono ruim, desconforto e fadiga em casa) em pessoas que moram em apartamentos, em andares altos, nos quais as influências do solo estão muito minimizadas pela distância. Quem me deu uma outra informação interessante sobre esse fenômeno foi o dr. Helion Póvoa, médico especial, uma pessoa maravilhosa que tive o prazer de conhecer e manter contato. Ele atribuía uma parte desse fenômeno a regiões onde existem falhas no campo magnético da Terra. As pessoas que estudam os fenômenos do campo magnético sabem que ele tem influência sobre animais, vegetais e até sobre a geologia. Esses estudiosos são capazes de identificar épocas nas quais houve modificações do campo pela forma como os sedimentos se acomodaram no fundo de bacias hidrográficas e oceanos.

Curiosamente, o Brasil fica numa região onde se forma a Anomalia Magnética do Atlântico Sul, local onde há mais incidência de falhas magnéticas no campo terrestre. Sabemos ainda que as falhas do campo magnético são variáveis, mas têm tendência a reincidir nas mesmas áreas. Existem as variações maiores, mais raras e singulares, e as menores, que ocorrem em intervalos de alguns quilômetros entre si. O fato é que muitas espécies animais têm seu comportamento alterado quando as falhas ocorrem. Segundo o dr. Póvoa, é possível que esse seja um dos motivos que atrapalham o relaxamento e o sono das espécies.

Se você tem insônia, ou um sono ruim, sem explicação, procure descobrir se os animais domésticos (cachorros e gatos) manifestam pouca vontade de ficar no local onde está sua cama. Se isso acontecer, a cama deve mudar de lugar. Às vezes, deslocá-la um metro, mudando sua orientação, já pode fazer uma diferença significativa.

Os chineses recomendam que a cama esteja virada para o norte ou para o leste, uma orientação boa, e jamais de frente para a porta ou para a janela. A cama que está para o leste recebe a energia Yang pela manhã e, por isso, a pessoa tem energia de dia e relaxa à noite. A cama que está orientada ao norte recebe o Yang no lado direito e, por isso, a pessoa tem energia de dia e relaxa à noite. Às vezes, empurrar a cama alguns centímetros, ou mudar um pouco sua orientação, mesmo que não fique paralela à parede, pode dar resultado.

Se o quarto é pequeno, não existem muitas opções para mover a cama. Nesse caso é possível tentar lidar com outras variáveis para minimizar o efeito da água e das falhas do campo magnético. Segundo o conhecimento tradicional tanto da radiestesia quanto do Feng Shui, alguns elementos naturais podem proteger o quarto de dormir contra as influências negativas. Entre esses elementos, os mais citados são a madeira e a pedra – veja que ambas estão também no mito de Morfeu (gruta na rocha e cama de ébano).

Colocar um piso de madeira ou mesmo colocar madeira nas paredes pode ajudar. Alguns consideram que o encanamento que passa na parede do quarto (quando é contígua ao banheiro) também pode atrapalhar, como a água do subsolo, e assim é preciso neutralizar o seu efeito negativo. Então, mesmo nas paredes, um revestimento de madeira ou uma pedra ajuda. Entre as pedras, aquela que o conhecimento popular atribui maior capacidade de proteção é o quartzo. Assim, outra possibilidade é colocar alguns cristais de quartzo embaixo da cama.

A qualidade do ar no quarto: durante o sono, as pessoas ficam por muitas horas com a porta fechada, no mesmo ambiente, e, por isso, partículas em suspensão no ar podem atuar como irritantes e alérgenos para a mucosa respiratória. Isso pode causar obstrução nasal, catarro, faringite e tosse, perturbando o sono. Os principais vilões que ficam em suspensão, comprometendo a qualidade do ar, são a poeira doméstica, os ácaros e os fungos do ar.

A poeira deve ser combatida retirando-se do quarto de dormir os elementos decorativos que acumulam esse fino pó doméstico, incluindo tapetes, carpete e outros pisos de natureza pilosa ou porosa, cortinas de pano, sofás e poltronas, estantes com livros, documentos e papéis, lustres e luminárias de pano etc. É ainda recomendável que o quarto seja limpo duas vezes na semana com aspirador, seguido da passagem de um pano úmido.

Ácaros são insetos microscópicos que se alimentam de restos de pele humana, assim como pedaços microscópicos de comida e outras fontes de proteínas e moléculas orgânicas. Adoram tecidos e locais porosos, nos quais se acumulam seus alimentos. No quarto de dormir, o local em que mais habitam é em objetos feitos ou revestidos por tecidos, incluindo as roupas de cama, travesseiros, colchões, e nos armários, em roupas, sapatos, bolsas etc.

Podemos retirar do quarto tapetes e cortinas que servem de criadouro de ácaros, mas alguns elementos são indispensáveis ao ato de dormir, como a roupa de cama, o colchão e o travesseiro. Nesse caso, é preciso associar outras ações que eliminem os ácaros, reduzindo ou impedindo seu crescimento e sua reprodução.

As recomendações mais clássicas são a exposição da cama ao sol por cerca de uma hora ao dia, e a pulverização de acaricidas nos locais propícios a ácaros três vezes por semana. Há, ainda, um eletrodoméstico chamado Vaporetto, que lança um vapor d´água superaquecido no mobiliário e nos tecidos existentes no quarto, eliminando os ácaros com muita eficiência.

Por fim, existem os fungos do ar, cogumelos microscópicos que assumem formas resistentes e leves, chamadas esporos. São tão pequenas e leves que ficam flutuando no ar, podendo, a qualquer momento, encontrar um local úmido e protegido, onde há condições de voltar à forma de fungo metabolicamente ativo. Muitas vezes, se há umidade e locais protegidos com alguma matéria orgânica, esses fungos se reproduzem e prosperam, liberando grande quantidade de novos esporos no ar. Quando o ar fica carregado de esporos, torna-se muito irritante para as vias respiratórias.

O sol também inibe o crescimento de fungos, contudo os locais preferidos para crescerem são aqueles que não recebem a luz do sol, como os cantos e o interior de armários. Há uma forte dependência de água para o seu crescimento, por isso a umidade do ambiente é um fator crítico para o seu desenvolvimento. O controle da umidade, com um desumidificador, é uma forma eficiente de controlá-los no quarto de dormir. Há ainda um aparelho chamado Sterilair que filtra e elimina fungos e pode ser colocado em armários.

Eu costumo recomendar aos meus pacientes que usem um *spray* de óleos essenciais, com o objetivo de controlar tanto fungos como ácaros. Recomenda-se despejar o conteúdo líquido de 10 gotas do óleo essencial natural de cada uma das essências: capim-limão, bergamota, patchouli e melaleuca (ou *tea tree*) para cada 100ml de álcool; colocar a mistura num pulverizador e pulverizar a casa três vezes por semana. Dessa forma, os fungos do mofo ficarão longe do seu lar, e o desconforto respiratório e a alergia não atrapalharão o sono.

Conclusão

Qualquer pessoa que deseja melhorar o sono pode começar adequando e melhorando as condições do seu quarto. Sono tranquilo pede um ambiente acolhedor e agradável, uma cama confortável e proteção contra as perturbações que podem interrompê-lo. Quando você transforma seu quarto num local assim, está no rumo certo para dormir bem.

ADORMECENDO NATURALMENTE

Adormecer é muito gostoso. O relaxamento, o torpor, a preguiça que invade a pessoa antes do sono chegar geram um desejo irresistível de jogar-se num lugar acolchoado e acolhedor, acomodando-se da forma mais confortável possível. É uma sensação tão arrebatadora que o corpo todo se sente atraído para o paraíso horizontal, como se fosse um ímã. Mergulhar no mundo dos sonhos, deixando a realidade de lado, enquanto as baterias do corpo se recarregam, torna-se uma ideia tão sedutora que não é possível resistir. Mesmo aqueles que lutam com todas as suas forças contra o sono, por algum motivo pessoal ou profissional, podem adormecer contra a vontade, tamanha é a força do processo fisiológico corporal. É um paradoxo, uns querendo dormir e não conseguindo, e outros querendo ficar acordados sem sucesso!

Quando o corpo tem necessidade de dormir, nossos olhos ficam pesados. Temos a sensação de que é necessário um esforço hercúleo para mantê-los abertos. É uma estratégia do cérebro para levar ao sono profundo, porque reduz a entrada de luz e as informações visuais que influenciam os núcleos indutores do sono. Quando eu era criança, meu avô me dizia que havia um pequeno duende, quase invisível, chamado João Pestana. À noite, ele gostava de se pendurar nos cílios para descansar, os olhos iam ficando pesados e acabavam se fechando para que um sono arrebatador nos levasse para o mundo dos sonhos.

Existem vários fatores que influenciam o processo de adormecimento, muitos deles são de origem endógena (processos internos no cérebro), e outros, de origem exógena (fatores externos ao corpo). Há uma interação complexa na qual o cérebro lida com todos esses estímulos e os resultantes podem ser sensação de sonolência e vontade de dormir ou a manutenção da ativação do cérebro, que continua funcionando em alerta e incessantemente.

Em determinadas situações, as interações cerebrais que ativam os núcleos indutores do sono andam na contramão da necessidade real do indivíduo, causando, em momentos errados, sonolência ou falta de sono. Quem já não sentiu sono ao longo de um jantar mais formal, numa aula ou durante um filme, mesmo que interessante? E, muitas vezes, as pessoas dormem, ainda que por curtos períodos, nessas circunstâncias.

Acessos de sono na hora errada são mais perigosos quando acontecem no momento em que dirigimos um veículo ou fazemos atividades que exigem precisão. Casos em que os erros causam danos. Lembro-me da época em que dava plantão no CTI do Hospital da Posse, em Nova Iguaçu, e depois voltava, às segundas-feiras à tarde, ao Hospital dos Servidores, na Gambôa, para fazer ambulatório. Dormindo só um par de horas à noite, batia um sono absurdo enquanto eu dirigia. Desenvolvi uma metodologia para me manter acordado, um pouco primitiva, mas muito eficiente: se o sono apertasse, estapeava minha própria cara com toda a força, de mão aberta, para causar dor.

Era tiro e queda. Um tapa bem aplicado costumava garantir entre cinco a dez minutos de atenção sem sonolência. Uns cinco ou seis acessos de autoflagelo eram suficientes para garantir meu retorno seguro. Até hoje uso essa estratégia e nunca dormi no volante. Imagino que os motoristas que emparelham com meu carro, nessas horas, devem me achar maluco, mas nunca me importei. Nada substitui o conforto de ter uma boa técnica de resistir ao sono.

A maior causa de sonolência em horários diurnos é a privação de sono. É um problema que pode afetar muitos insones. É o pior dos mundos. Na hora de dormir, o sono não vem, e, na hora de exercer as atividades diárias, o sono fica atrapalhando. Deitar na cama sem sono e ficar "fritando", se revirando para lá e para cá, lutando com travesseiros e lençóis ao longo de horas, sem conseguir adormecer, é muito exasperante.

Pessoas que têm dificuldade de conciliar e manter o sono sofrem muito com esse problema e buscam incessantemente uma solução para suas noites torturantes. O mais comum é as pessoas recorrerem a um medicamento convencional. Por mais desejo que as pessoas tenham de evitar esses medicamentos, o desconforto causado pela falta de sono é muito grande e eles são a principal solução oferecida pelos médicos.

Mas existem outras maneiras de adormecer naturalmente, sem precisar de medicamentos. Para as pessoas que conseguem resolver a dificuldade e conciliar as abordagens mais naturais, há uma série de vantagens, como proteger o cérebro, melhorar a memória e ter uma vida mais saudável. O ideal é que o medicamento fique reservado, pontualmente, para dias em que todas as estratégias falham, ou para quando a pessoa estiver sob influência de uma intensa fonte de estresse ou de emoções negativas.

Como adormecemos?

O sono é uma necessidade básica do sistema nervoso, mesmo de espécies muito menos evoluídas que a nossa. Por isso, os núcleos que induzem o sono, assim como os envolvidos no estado de vigília, em sua maior parte, encontram-se na base do cérebro, numa parte chamada de tronco cerebral. É a parte mais antiga do sistema nervoso, em termos evolutivos. Vale a pena repassar algumas informações sobre as estruturas e o seu papel no sono, para entender como é esse processo e, também, onde é possível atuar para melhorar o sono. De uma maneira simplista, adormecer envolve duas ações básicas: inibir os sistemas de ativação do córtex cerebral e, ao mesmo tempo, reduzir e modular a atividade cortical do cérebro, promovendo acomodação da memória, das emoções e do controle motor. Vamos conhecer essas duas ações:

Inibição dos sistemas de ativação do córtex cerebral

- O Sistema de Ativação Cortical da formação reticular do bulbo – a formação reticular recebe estímulos da audição, sensoriais, de exercício físico e, ainda, aqueles vindos do hipotálamo (secundários à reação de estresse) e os amplifica, enviando-os ao córtex cerebral, onde formam sinapses excitatórias. Quando os estímulos externos são reduzidos, e os estímulos internos prevalecem (como os da digestão), essas vias de ativação param de operar e a ativação cortical se reduz, causando sonolência.

- Ao longo do dia, as demandas físicas, mentais e emocionais vão reduzindo a capacidade de ativar o córtex da formação reticular, gerando a sensação de fadiga física e mental. Ao final do dia, isso pode trazer a sensação de sono. Entretanto a existência de estímulos intensos do corpo – auditivos, corporais, ou reação de estresse hipotalâmico – pode reativar a formação reticular, afastando a sensação de fadiga e sonolência.

- Núcleo supraquiasmático hipotalâmico. É um núcleo que fica em cima do quiasma ótico, local onde as fibras do nervo ótico se cruzam. Aí, várias fibras nervosas originárias do nervo ótico se conectam a esse núcleo e o ativam. Ele, por sua vez, regula a resposta geral do hipotálamo no controle de muitos hormônios do corpo, como o ACTH (estimulante da suprarrenal) e o TSH (estimulante da tireoide). Com isso, o metabolismo se adapta ao estado de sono ou de vigília. É o que chamamos de relógio orgânico. Ao mesmo tempo, ele emite fibras para o tálamo e para a formação reticular (outros centros ativadores do córtex), potencializando essa ativação. A redução dos estímulos visuais pela luz inibe esse sistema de ativação cortical.

- Núcleos ativadores talâmicos. Tálamo é uma parte antiga do sistema nervoso, ele processa as informações sensitivas que chegam da medula e as envia para o córtex cerebral. O tálamo possui vários núcleos e eles têm a capacidade de ativar, com muita intensidade, as áreas sensitivas do córtex cerebral. É a capacidade ativadora do tálamo que faz uma pessoa despertar imediatamente, caso sofra um estímulo doloroso. Fibras originárias do núcleo supraquiasmático do hipotálamo e de outros núcleos inibidores da atividade cerebral controlam a capacidade de ativação talâmica do córtex sensitivo.

Ativação dos núcleos de indução do sono e modulação do córtex cerebral

- Núcleo da Rafe Mediana na Ponte. A Ponte faz parte do tronco cerebral (parte antiga do cérebro, do ponto de vista evolutivo), fica logo acima do bulbo e é chamada assim porque possui uma proeminência que lembra a forma de uma ponte. Ela é gerada por muitas fibras que vêm do cerebelo e fazem conexões nesse nível. O núcleo da Rafe Mediana se conecta com muitas regiões do cérebro, incluindo a formação reticular, o tálamo, o córtex cerebral e o sistema límbico, liberando serotonina como neurotransmissor. Além de funcionar como principal sistema de antagonismo ao sistema de ativação cortical da formação reticular (citado acima), também exerce um efeito inibidor sobre a atividade cerebral como um todo, reduzindo a ansiedade, gerando bem-estar e relaxamento. É estimulado por atividades, como meditação, massagem, e após o exercício físico.

- Área da sincronização medular no núcleo do trato solitário. O núcleo do trato solitário é uma estrutura fusiforme, longitudinal e ascendente, que fica paralela à formação reticular no bulbo, composta por grupos de células. Ele se conecta principalmente à medula e à formação reticular, inibindo os estímulos motores durante o período de sono e controlando os movimentos respiratórios. Causa relaxamento muscular profundo enquanto dormimos e provoca o tipo de respiração característica do sono, regulada pela quantidade dos gases (CO^2 e O^2) no sangue.

- Núcleo diencefálico do sono. Fica adjacente ao núcleo supraquiasmático e conecta-se com a glândula pineal, induzindo à liberação de melatonina, uma das substâncias que manda mensagem química para iniciar o ciclo do sono. Também se conecta com o lobo frontal, onde ativa o sistema gabaérgico, que libera GABA (Ácido Gama Aminobutírico), um neurotransmissor que reduz a excitabilidade dos neurônios, reduz a ansiedade e induz o sono.

- Núcleos Frontais do Sono (área pré-óptica e banda diagonal de Broca). Regiões que controlam as atividades corticais durante o sono. Liberam GABA, galanina e acetilcolina como principais neurotransmissores. Regulam a passagem de sono não rem para sono REM e vice-versa. Ou seja, é esse núcleo que faz o sono ir se aprofundando até chegar ao sono mais profundo, chamado de REM.

A combinação da redução da atividade dos sistemas de ativação cortical (sistemas que fazem o cérebro ficar ativado) com o aumento dos disparos de estímulos e a liberação de substâncias sedativas como o GABA e a serotonina (sistemas que reduzem a atividade do córtex cerebral e causam sonolência) levam à conciliação do sono e ao seu aprofundamento. O conceito de sono mais profundo relaciona-se ao grau de sedação e relaxamento muscular que as pessoas atingem ao dormir e ao aumento da dificuldade de despertá-las.

A insônia inicial

Alguns dos insones têm, especificamente, uma dificuldade maior de conciliar o sono. Esses casos são conhecidos como insônia inicial, pois a principal queixa é a dificuldade de adormecer, após estarem no leito, preparados para dormir. Essas pessoas podem ficar muitas horas na cama tentando dormir, e, em geral, só adormecem durante a madrugada.

A maioria dos portadores de insônia inicial, com dificuldade para conciliar o sono, após adormecerem, conseguem se manter dormindo por um período de tempo razoável, o que pode atender à sua necessidade de sono. Entretanto, por dormirem muito tarde, acabam acordando no meio do dia, o que pode interferir na sua atividade profissional. Em alguns casos, se a pessoa é obrigada a acordar cedo para atender seus compromissos, a noite de sono se torna insuficiente. A maioria, mesmo ficando muito cansada, não consegue dormir cedo. A essas pessoas, que tem dificuldade de adormecer cedo e acabam usando uma boa parte do dia para dormir, os estudiosos do sono chamam de vespertinos.

Acredita-se que os vespertinos sejam assim em função de herança genética de seus antepassados, que devem ter desenvolvido hábitos noturnos ao longo da história da espécie humana. É possível que um comportamento de hábitos noturnos por muitas e muitas gerações tenha causado um ajuste no relógio orgânico, levando a esse padrão de comportamento.

Se a pessoa tem um hábito vespertino de dormir, está bem adaptada a ele, e isso não conflita com suas atividades familiares e profissionais, então é recomendável que se respeite essa característica. Nesses casos, não há indicação de nenhum tratamento específico. Por conseguinte, vale apenas atentar aos conselhos gerais para um sono saudável.

Entretanto, se a tendência a dormir tarde e a dificuldade de conciliar o sono estão causando algum problema para a pessoa ou impedindo que tenha noites de sono eficientes na recuperação do organismo para um novo dia de atividades, é sinal da necessidade de uma medida que ajude o paciente a adormecer com mais facilidade.

Quem mais vai se beneficiar das estratégias que

ajudam na conciliação do sono são as pessoas vespertinas e aqueles com insônia inicial. Essas estratégias fazem a pessoa sentir mais sono, se acomodarem em uma posição confortável e, em seguida, entregarem-se aos braços de Morfeu para uma viagem mais que merecida ao mundo dos sonhos. Existem vários alimentos funcionais, naturoterápicos, fitoterápicos e óleos essenciais para aromaterapia que têm sido estudados pela ciência, alguns deles dispõem também de informações tradicionais, todos podem ser usados na indução do sono em pessoas com dificuldade de adormecer.

Considero que é melhor usar as estratégias menos invasivas de indução do sono para o dia a dia e deixar os medicamentos convencionais para situações pontuais, quando nada mais funciona e a pessoa está cansada e precisando dormir bem. Combinando os tratamentos alternativos de forma inteligente, é possível que a maioria dos portadores de insônia inicial possa ter alívio para seu problema e outros sintomas que o acompanham.

Como adormecer naturalmente

As medidas que podemos tomar para adormecer naturalmente podem ser subdivididas de acordo com sua natureza. As pessoas são muito diferentes entre si, e cada uma tem sua forma peculiar de reagir aos vários tratamentos oferecidos. Só há uma maneira de saber quais são os melhores tratamentos para seu caso: através de tentativa e acerto, tentativa e erro. Vale ir experimentando as sugestões aqui propostas, identificando as que são eficientes e podem ajudar em cada caso, implementando-as quando o sono piorar.

Terapias com potencial de ajudar a melhorar a indução natural do sono. Algumas terapias possuem a capacidade de ajudar no processo de conciliação do sono. Vamos falar rapidamente daquelas que possuem mais embasamento em evidências científicas.

- **Acupuntura:** a acupuntura aumenta a liberação de serotonina e endorfinas no sistema nervoso, o que reduz o estresse e aumenta a sensação de relaxamento, facilitando a indução do sono. O problema é que esse efeito da acupuntura só dura de 48 a 72 horas no máximo. Então, para um tratamento eficiente, é necessário duas sessões na semana, o que é caro para a maioria das pessoas. Eu costumo indicar acupuntura para momentos pontuais de piora da qualidade do sono ou quando o principal fator que desencadeia a insônia é o estresse.

- **Auriculoterapia:** é uma terapia que pertence ao arsenal de técnicas de tratamento da acupuntura/medicina tradicional chinesa, mas que cito em particular aqui devido às suas peculiaridades. A auriculoterapia é feita com a colocação de sementes de mostarda no pavilhão auricular com a ajuda de um esparadrapo para sua fixação. Tanto as informações tradicionais como as produzidas pela pesquisa reforçam seu grande potencial terapêutico na insônia. A face interna do pavilhão auricular deriva de estruturas originárias da região dos órgãos sensoriais da audição e equilíbrio, que enviam seus estímulos pelo oitavo par de nervos cranianos. Por isso, os estímulos sensoriais vindos do pavilhão auricular são processados em neurônios sensitivos que ficam adjacentes à formação reticular, uma estrutura que está intimamente relacionada à indução do sono (veja em "Como adormecemos?"). Alguns pesquisadores acreditam que isso permite conexões e essas conexões explicam a influência da auriculoterapia no padrão de sono.

- **Meditação:** pessoas que praticam meditação têm uma lentificação das ondas do eletroencefalograma semelhantes às que ocorrem na primeira fase do sono. Antes de entrar em estado meditativo, os praticantes da técnica ficam sonolentos. Controlar o sono é uma etapa importante do processo de aprofundamento do estado meditativo, seja porque a prática diária de meditação funciona como uma arma para controlar o estresse, seja porque as técnicas de meditação podem ser usadas para gerar sonolência facilitando a conciliação do sono. Vários portadores de insônia relatam melhoria com a prática desse método.

- **Massoterapia:** uma sessão de massoterapia bem feita desencadeia um profundo relaxamento corporal e mental. É uma excelente terapia para quebrar os efeitos da tensão do dia a dia e, com isso, contribuir, principalmente, para a facilidade na indução do sono. Entretanto, os efeitos da massoterapia são bem pontuais, durando no máximo 48 horas. Desse modo, um portador de insônia deveria fazer as sessões de massoterapia de duas a três vezes na semana, o que tem implicações de custo e investimento de tempo.

- **Aromaterapia:** aromas são percebidos através do nervo olfativo, que é o primeiro dos nervos cranianos, seu núcleo está na base do cérebro, conectando-se a regiões muito antigas do ponto de vista evolutivo. Essas regiões influenciam processos básicos, como apetite, sexualidade e, também, sono. Já foram demonstrados, em estudos clínicos, os efeitos de vários aromas no humor, no sono, na cognição e na libido de seres humanos. Esses efeitos não podem ser reproduzidos em modelos animais. O aroma mais estudado que comprovadamente melhora o sono é a lavanda. Outros com o mesmo potencial são a flor de laranjeira e ylang-ylang.

- **Hipnose:** hipnose é um tratamento que tem *hipnos* (sono, em grego) no nome. Nada mais justo que ajude os insones. Ela se baseia na indução de um estado de transe durante o qual o terapeuta ganha acesso a memórias e emoções que o paciente tem dificuldade de conscientizar e elaborar. É consenso entre os psiquiatras e psicanalistas que um nível intenso de angústias e vivências dolorosas inconscientes pode afetar negativamente o sono. Quando o desconforto dessa angústia é aplacado pelas sugestões do hipnotizador, isso pode ter uma boa repercussão na qualidade do sono. No momento do transe hipnótico é possível também sugerir que as noites de sono sejam tranquilas. O problema é que nem todos os pacientes são suscetíveis à hipnose com resultados plenos.

Naturoterápicos e nutracêuticos com potencial de melhorar a indução natural do sono.

Naturoterápicos são substâncias de origem natural

(ocorrem naturalmente nos sistemas biológicos e não são sintetizadas ou modificadas quimicamente pelo homem) com ação biológica terapêutica no organismo humano. Nutracêuticos são alimentos que, quando usados diariamente e em quantidades específicas, possuem efeito terapêutico no organismo. Algumas substâncias podem ser incluídas em um dos grupos acima. Elas têm um bom potencial para a indução do sono.

- **Melatonina:** é uma substância produzida por uma glândula cerebral chamada glândula pineal. Em muitas espécies, ela tem um papel de adaptação às demandas do meio ambiente. Na espécie humana, estimula a pigmentação de melanócitos (células que produzem pigmento na pele), além de induzir o sono e o ciclo noturno. Para isso, a glândula pineal recebe estímulos do núcleo diencefálico do sono e do núcleo supraquiasmático (dois núcleos ativados com a redução de iluminação no ambiente), levando à liberação de melatonina, que reduz a atividade do córtex cerebral, causando a conciliação do sono. A melatonina pode ser administrada por fonte exógena e potencializa aquela liberada pela glândula pineal. Quimicamente, ela é um derivado da serotonina, por isso, além de induzir o sono, ela também melhora o humor, a imunidade, protege o DNA celular e potencializa o efeito periférico de hormônios anabólicos, como a insulina. É muito bem absorvida pela via sublingual. Sua dose indicada é de um a dois comprimidos sublinguais de 3mg cada, antes de dormir. A melatonina é vendida como complemento alimentar nos Estados Unidos e pode ser comprada até em sites que vendem produtos naturais.

Melatonina

- **GABA:** é uma sigla que significa Ácido Gama-Aminobutírico, um aminoácido que o sistema nervoso usa como neurotransmissor. Ele é liberado nas sinapses de neurônios gabaérgicos. As sinapses que liberam o GABA são de natureza inibitória e, por isso, reduzem a atividade do córtex cerebral. Elas ainda reduzem os estímulos numa região do cérebro chamada sistema límbico, que processa as emoções. Dessa forma, geram uma sensação de tranquilidade, o que, associado à redução da atividade cortical, leva à conciliação do sono. A administração de GABA por via oral aumenta sua concentração no sangue e, por fim, induz um aumento do seu estoque nas sinapses cerebrais. Quando acionadas, as sinapses liberam mais GABA, gerando uma sedação mais efetiva para conciliar o sono. As doses de GABA variam de 200 a 1.000mg ao dia, porque a sensibilidade de cada pessoa ao GABA é bem diferente. No Brasil, é necessária uma prescrição médica.

Ácido Gama-Aminobutírico

- **Magnésio:** é um metal de natureza alcalina que funciona como um antagonista do cálcio no organismo humano. O cálcio é um estimulante das funções em geral. É um cofator de muitos processos e passa por canais na membrana de células nervosas, com papel excitatório. O magnésio inibe todas essas funções, em maior ou menor intensidade, por isso tem um efeito sedativo. É também um cofator na via de síntese da serotonina e da melatonina. A ingestão regular de magnésio pode ajudar a reduzir a ansiedade. Os médicos ortomoleculares preferem o magnésio combinado ao ácido cítrico (magnésio citrato), porque acham que é mais eficiente em gerar sedação. Já a medicina popular usa mais o cloreto de magnésio. Doses entre 100 e 200mg ao dia são as recomendadas.

- **5-hidroxitriptofano (5HTP):** é um aminoácido que ocorre naturalmente na espécie humana, molécula base na via de síntese endógena de serotonina e melatonina. A ingestão de 5HTP aumenta os estoques de serotonina e de melatonina, o que facilita a conciliação do sono. O 5HTP tem sido investigado em estudos clínicos de ansiedade, insônia e depressão leve com bons resultados. As doses recomendadas variam de 100 a 200mg ao dia e necessitam de prescrição médica.

5-hidroxitriptofano

- **Ornitina:** é um aminoácido, mas que não é utilizado na síntese de proteínas, como a maior parte das outras substâncias químicas desse grupo. Por isso, acredita-se que ela tenha outras funções fisiológicas específicas no organismo, diferente dos aminoácidos estruturais. Uma delas é regular a síntese de ureia e outra é ajudar no metabolismo do fígado. Por isso, tem sido empregada em insuficiência hepática. Outra função da ornitina é funcionar como um sinalizador metabólico no hipotálamo e na hipófise, regulando os ciclos fisiológicos do organismo. A ornitina, quando se eleva no sangue, é metabolizada na hipófise à arginina, o que aumenta a liberação de GH (hormônio de crescimento), de endorfina e de ocitocina. Esses hormônios reduzem a reação de estresse e ajudam na conciliação do sono. A ornitina, por outro lado, reduz a liberação de ACTH (hormônio estimulante das suprarrenais), TSH (hormônio estimulante da tireoide) e vasopressina (hormônio antidiurético), hormônios que elevam o metabolismo e induzem à adaptação no sentido de aumento do estresse. A resultante dos efeitos da ornitina é uma forte quebra nos mecanismos estressores, junto com uma indução do ciclo noturno. As doses são de 100 a 300mg ao dia.

Ornitina

- **Glicina:** é um aminoácido que, além de funcionar como molécula estrutural para a síntese de proteínas, é empregado como neurotransmissor em sinapses inibitórias, em especial na região do tronco cerebral e na medula. Sabemos que boa parte dos centros do sono se localizam no tálamo, hipotálamo e formação reticular, todos situados no tronco cerebral e influenciados por essas sinapses inibitórias. Pesquisadores ainda mostraram que as liberações de glicina nessas regiões reduzem a resposta hipotalâmica e hipofisária ao estresse. A combinação dessas ações facilita a conciliação do sono em pacientes que ingerem glicina como suplemento alimentar. As doses recomendadas são de 100 a 200mg ao dia. Sua administração necessita de prescrição médica.

Glicina

Fitoterápicos com potencial de induzir o sono. Fitoterápicos são medicamentos produzidos exclusivamente à base de extrato de plantas medicinais. Várias plantas medicinais têm histórico de serem usadas como sedativos e indutores do sono na medicina popular. Vários desses fitoterápicos foram testados em estudos farmacológicos e clínicos, confirmando seu efeito sedativo.

- **Passiflora (*P. alata* e *P. incarnata*):** as passifloras são plantas originárias das Américas chamadas pelos Tupis de maracujá. Os padres jesuítas ficaram impressionados com a beleza da sua flor. Porque seu estame e seu pistilo se assemelhavam ao martelo e aos pregos, enquanto sua corola lembrava a coroa de espinhos, chamaram-na de flor da paixão de Cristo. Desta associação derivou o nome botânico da espécie (passiflora, etimologia: flor da paixão). Os efeitos sedativos do maracujá eram conhecidos pelos nativos locais desde épocas pré-colombianas. Pesquisas evidenciaram nele a presença de flavonoides e outras substâncias com efeitos sedativo, ansiolítico e antidepressivo. Pode ser usado na forma de chá ou como extrato seco em cápsulas. O chá é feito com um infuso das folhas secas na proporção de 5 a 10g de folhas para 200ml de água quente por infusão.

- **Hipérico (*Hypericum perfloratum*):** é uma planta medicinal de origem europeia, que, na idade média, foi usada até em poções mágicas. Na Inglaterra, ela se chama *St. John's Wort* (tradução literal: erva de São João) em alusão ao seu florescimento tardio nos campos europeus, em pleno verão (junho/julho). Isso levou as pessoas a fazerem uma equivocada tradução de "erva de São João" no Brasil, o que a confunde com outras espécies que florescem aqui, na mesma época (como o *Ageratum conyzoides*, conhecido no Brasil como erva de São João ou mentrasto). O nome correto da planta em português é hipérico. Hoje em dia sabemos que o hipérico possui um efeito antidepressivo e atua em especial no metabolismo da serotonina, aumentando seus estoques em neurônios do tronco cerebral. Isso explica os relatos de melhora da qualidade e na duração do sono em pacientes que ingeriram essa planta medicinal. No Brasil, o extrato é considerado exclusivo de prescrição médica pela Anvisa. O hipérico interfere na metabolização de muitos medicamentos no fígado, porque induz à expressão de um gene chamado de citocromo P450. Isso pode atrapalhar o tratamento de muitas doenças, como hipertensão, aids. Também pode atrapalhar no tratamento de transplantados e de pessoas que tomam medicação anticonvulsivante. Portanto, o tratamento deve ser orientado por um médico.

- **Mulungu (*Erythrina mulungu*):** é uma bela árvore da Mata Atlântica que fica totalmente coberta por uma floração vermelha na primavera e no começo do verão. Suas cascas são usadas como sedativo e antirreumático há centenas de anos pelos indígenas brasileiros. Em países de outros continentes, plantas do mesmo gênero são usadas com indicações semelhantes e todas possuem em sua composição um grupo de alcaloides derivados da erisodina, com efeito ansiolítico e antidepressivo. Na nossa medicina popular, o mulungu é tradicionalmente usado para potencializar os efeitos da passiflora. Pode ser encontrado na forma de planta seca rasurada ou em extrato seco, para uso em cápsulas. As doses para chá são de 5 a 10g para 200ml de água quente, em infusão.

- **Grifonia (*Griffonia simplicifolia*):** é um arbusto de origem africana, utilizado por tribos locais como medicamento para fadiga mental, ansiedade e insônia. A pesquisa mostrou que essa planta possui uma concentração muito grande de 5-OH-triptofano (5-HTP) em sua composição. Tem sido produzido um extrato de grifonia contendo 90% de 5-HTP. Esse ativo age como um alimento funcional que aumenta os estoques de serotonina e melatonina no cérebro e, por isso, melhora a conciliação do sono.

- **Erva-cidreira (*Melissa officinalis*):** cidra é um limão grande e de casca grossa que os portugueses usavam para fazer doces ou medicamento. Algumas plantas que possuem um forte odor cítrico, como a melissa, foram chamadas de "cidreiras" pela crença popular de que podiam substituir a cidra, em seu potencial medicinal. Já o nome da espécie, melissa, deriva do seu grande potencial melífero e de sua capacidade de atrair abelhas. Seu óleo essencial é rico em citral, geranial, citronelal e neral, todos terpenos com atividade sedativa e ansiolítica, o que explica seu uso como calmante natural. Em chá, podemos utilizar de 3 a 8g das folhas secas para uma infusão com 150ml de água.

- **Camomila (*Matricaria recutia*):** camomila é um chá muito utilizado na alimentação e na medicina popular do Brasil. Seu efeito sedativo é, notoriamente sabido, fraco. O nome camomila deriva de uma corruptela de maçãzinha em espanhol (*manzanilla*). O nome da espécie vem de *matrix*, útero em latim, em virtude do forte uso da camomila no tratamento de problemas femininos na antiguidade. Sua ação sedativa é atribuída aos óleos essenciais e flavonoides. Por sua potência fraca, em geral é usada como planta acessória de outras espécies como erva-cidreira e passiflora. As doses sedativas, em infusão, são de 7 a 12g de flores secas em 200ml de água quente.

Como utilizar esses recursos?

As ações da medicina natural são mais delicadas e suaves, comparadas às da moderna farmacologia. É essa delicadeza e suavidade que fazem dela um método mais fisiológico e saudável de se tratar, mais bem tolerado e sem risco de dependência, quando comparado aos medicamentos convencionais. Por ter ingerência muito mais sutil na fisiologia do organismo, buscando mais um equilíbrio do que um efeito imediato, é necessário associar várias das estratégias sugeridas anteriormente para alcançar um benefício palpável. A resposta ao tratamento não é imediata e, sim, progressiva. Por isso, o recomendável é que se associe pelo menos uma estratégia de cada grupo (uma terapia, um naturoterápico/ nutracêutico e um fitoterápico) como ponto de partida, podendo incrementar com mais uma ou duas medidas sugeridas, se não for suficiente.

A maioria das pessoas tem casos menos severos de

insônia, o que significa que podem tentar as estratégias sugeridas aqui. Uma insônia passageira e menos difícil de lidar pode ser resolvida pela própria pessoa, com medidas simples, como os estudos têm mostrado. Quando se tratar de uma insônia mais severa, então é preciso buscar tratamento médico com um profissional que conheça a área de sono. Ainda assim, todas as indicações deste livro são válidas, não importa a gravidade da insônia apresentada. O ideal é agir em todas as frentes e usar as interferências menos invasivas primeiro. Assim, a necessidade de medicamento, em termos de dosagem e tempo de tratamento, pode ser muito menor.

Conclusão

Existem muitos tratamentos naturais e pouco invasivos que ajudam o sono e que podem ser empregados pelas pessoas que têm dificuldade de adormecer (os portadores de insônia inicial). Esses tratamentos, se não resolvem o problema, minimizam sua gravidade e podem ajudar na resposta ao tratamento convencional. Contudo, quando for associar tratamentos alternativos com medicamentos convencionais, sempre informe ao seu médico o que você está tomando para não haver nenhum conflito entre os tratamentos. Desejo que você possa voltar a colocar sua cabeça no travesseiro e sentir aquele torpor relaxante que caracteriza o momento de adormecer, e se entregar aos braços de Morfeu.

A DIETA DE JOÃO PESTANA

João Pestana é um mito europeu antigo sobre a chegada do sono, o processo de adormecer e, também, o conteúdo dos sonhos. O personagem João Pestana pertence à mitologia portuguesa, em sua versão na cultura anglo-saxã, chama-se *Sandman*. Essa variação se deve às diversas versões e construções simbólicas que o mito possui.

Na versão portuguesa, a que mais fortemente influencia nossa cultura, João Pestana é um duende pequeno, quase invisível, que sai à noite. Ele entra nos quartos de dormir e gosta de se alojar nas pestanas dos olhos, deixando os olhos tão pesados que eles começam a se fechar involuntariamente. João Pestana gosta mais das crianças, por isso elas sentem sono e adormecem primeiro.

Reza ainda o mito que ele possui guarda-chuvas que, quando abertos, revelam muitas figuras e fantasias que penetram na mente das crianças, gerando os sonhos. Os João Pestana possuem poderes mágicos e sabem distinguir as crianças obedientes daquelas que não obedecem aos pais. Quando as desobedientes fazem alguma arte, esses duendes escolhem guarda-chuvas com desenhos assustadores, causando pesadelos.

Os duendes do sono inspiraram até alguns versos de canções populares de ninar:

"João Pestana, João Pestana,
Faz dormir o menino, na cama!"

Em sua versão anglo-saxã, *Sandman* (literalmente, homem de areia) é um duende que fica invisível no quarto das crianças. Ele possui uma areia mágica que vai jogando no ar. Essa areia promove um tropismo nos olhos. Ela vai se depositando nas pestanas, que ficam pesadas, fazem os olhos se fecharem e o sono se instalar. Nesse mito, os restos de secreção ocular que aparecem nos olhos de manhã são atribuídos aos resíduos da areia mágica de *Sandman*.

Esse mito ainda substanciou a escolha do nome de uma proteína recentemente descrita e implicada como uma das principais reguladoras do sono (*sandman protein*) na pesquisa realizada pelo grupo do professor Miesenböck, da Universidade de Oxford.

Alimentação e João Pestana

Após a alimentação, há a liberação de muitos hormônios e mediadores que exercem um efeito sedativo e indutor do sono no organismo humano. Por isso, a ingestão de comida pode ser um fator significativo para gerar uma sensação de sonolência. É esse um dos motivos que faz da sesta, a soneca após o almoço, um hábito cultural em muitos países, especialmente na região do mediterrâneo.

Estudiosos do sono têm demonstrado que esse sono, fisiologicamente induzido pela ingestão de comida, é muito saudável ao organismo. Dados epidemiológicos mostram que as pessoas que fazem a sesta regularmente possuem menor risco de desenvolver muitas doenças, desde infarto do miocárdio até depressão. Uma sesta também melhora a memória, a produtividade e a capacidade de concentração no trabalho.

Contudo, para a sesta ser saudável, é importante colocar um limite, evitando que perdure por tempo excessivo. Se o sono se estende além de 45 minutos, começa a perder o benefício, e se torna nocivo para a concentração e para a cognição, além de atrapalhar a qualidade do sono à noite.

Da mesma forma, uma alimentação saudável e equilibrada no jantar também auxilia um sono prazeroso no final do dia. A dieta pode ser focada na regulação do relógio orgânico e no auxílio da qualidade do sono, compondo assim um leque de ações que ajuda o insone a se livrar do uso excessivo de medicamentos.

Alimentação calmante

Praticamente todas as plantas que são usadas na alimentação, assim como outros alimentos, possuem substâncias químicas que podem causar efeitos em órgãos e células humanas. Eventualmente, eles atuam como excitantes ou sedativos sobre o cérebro e o metabolismo.

Se, na escolha dos alimentos, há uma forte predominância de alimentos sedativos, isso facilita a conciliação e a manutenção do sono.

Considerando os diversos aspectos que estão envolvidos na alimentação, a construção de uma dieta que facilite a qualidade do sono à noite pode ser feita sobre vários aspectos. Vamos aos principais pontos que devem ser observados.

Construa sua última refeição baseada em carboidratos complexos com baixo índice glicêmico. Diferente de outros tecidos do corpo – que podem oxidar (produzir energia) a partir de diferentes fontes de alimentos como gorduras, açúcares e proteínas, as células do cérebro –, os neurônios oxidam exclusivamente a glicose. Com isso, há uma relação entre a sensação de bem-estar psíquico e os níveis de glicose no sangue, motivo pelo qual água com açúcar tem sido um remédio caseiro popular para acalmar as pessoas.

Baixo índice glicêmico significa uma mistura de fibras e amido que libera a glicose bem lentamente, evitando a entrada de muita quantidade no sangue de uma vez só. Quando a glicose reduz no sangue abaixo da marca de 80mg por decilitro, quimiorreceptores existentes no hipotálamo captam essa baixa e desencadeiam várias respostas. Duas dessas respostas interferem significativamente no sono: aumento do tônus simpático, com liberação de adrenalina e noradrenalina, e sensação de fome gerada por uma região do hipotálamo chamado de *locus ceruleus* que envia impulsos, através do sistema límbico, para o córtex frontal, evoluindo para desconforto, ansiedade, mal-estar, sensação de ameaça e até agressividade, ativando todo o córtex cerebral. É uma resposta que visa restaurar os níveis fisiológicos da glicose no sangue, considerando sua faixa estreita e, ao mesmo tempo, sua importância para a saúde e a vida. Portanto, a intensidade da resposta é sempre proporcional à intensidade do desnível. Uma resposta de média ou de grande intensidade vai acordar imediatamente a pessoa, enquanto uma resposta leve não a acorda necessariamente. Mesmo as respostas mais suaves à baixa excessiva de glicose no sangue interferem na qualidade e na profundidade do sono. Isso faz desse problema uma questão de importância fundamental para muitos insones.

Há ainda outra variável que dificulta ainda mais o desafio de manter um nível estável de glicose ao longo da noite: é o período mais longo de jejum (oito ou mais horas) que precisamos suportar ao longo do nosso dia. De forma geral, após uma refeição comum, a glicose retorna aos níveis de jejum cerca de três a quatro horas após o seu término. Para muitos indivíduos, dependendo das suas características fisiológicas, pode haver uma tendência ao declínio progressivo da glicose no sangue, atingindo níveis que desencadeiam a reação do hipotálamo.

Em termos de frequência, os episódios de pequena baixa da glicose são muito mais comuns e podem acontecer diariamente, de acordo com características individuais e equívocos de alimentação. É um dos motivos que criam os famosos "assaltantes de geladeira". Para uma pessoa que não tenha dificuldade de reconciliar o sono, pode não ter muito impacto, mas para aqueles portadores de problemas de sono, o despertar precoce funciona como um grande obstáculo a uma boa noite de sono.

Fazendo uma alimentação baseada em carboidratos complexos, de baixo índice glicêmico (mistura de fibras à base de glicídios não digeríveis, junto com oligossacarídeos e outros polímeros de açúcares que podem ser digeríveis no tubo digestivo), o processo de digestão torna-se relativamente lento e progressivo, garantindo a liberação vagarosa e constante de açúcares simples no intestino, que podem ser absorvidos ao longo de muitas horas seguidas. Esse tipo de alimentação mantém os níveis de glicose estáveis e acima de 80mg/dL no sangue, ao longo de seis ou mais horas. O sono tranquilo agradece.

Vamos às medidas importantes para esse aspecto da alimentação calmante:

• No jantar, como base da refeição, combine uma fonte de amido com alimentos ricos em fibras solúveis e insolúveis. O amido funciona como a principal fonte de carboidratos digeríveis. Pode ser ofertado por 100 a 150g de arroz, batata, alimentos com farinha de trigo (massas), milho ou mandioca. Como fontes de oligossacarídeos, fibras solúveis e açúcares livres, a recomendação é uma fruta na sobremesa. Como fontes de fibras insolúveis temos verduras de talo cozidas (brócolis, couve-flor, palmito, aspargos), folhas de saladas, cogumelos, verduras e legumes cozidos. O ideal é que a relação entre as fontes de amido e os alimentos ricos em fibras seja de pelo menos dois para um (150 a 300g de alimentos ricos em fibras).

- No caso dos cereais, prefira sempre os integrais. Cereais integrais combinam amido com fibras insolúveis, o que contribui para alongar o tempo de digestão e, com isso, ajuda a manter a glicemia estável por um período de tempo mais prolongado.
- Evite a ingestão de carboidratos simples (doces, alimentos contendo açúcar, mel, melado de cana, karo etc.). Carboidratos simples são açúcares formados por uma ou por duas moléculas ligadas entre si. Aqueles formados por uma molécula única (uma "ose", em química, significa moléculas cíclicas da classe dos álcoois, com cinco carbonos; as pentoses, ou de seis carbonos, as hexoses) são absorvidos imediatamente, enquanto aqueles formados por duas "oses" são rapidamente divididos em dois açúcares de uma unidade e também absorvidos. Isso causa uma rápida elevação da glicose no sangue, o que, por sua vez, vai determinar uma rápida e intensa liberação de insulina pelo pâncreas. Essa elevação excessiva de insulina faz a glicose ser controlada, mas após duas ou três horas, a glicose continua diminuindo, devido ao excesso de insulina, até uma hipoglicemia mais pronunciada (chamada de hipoglicemia de rebote na medicina). Evitando carboidratos simples, há maior estabilidade na glicose ao longo das 8 horas de sono, garantindo sua tranquilidade.
- Mastigue bem a comida. Durante a refeição, coma

devagar e ponha pequenas quantidades de comida na boca de cada vez. Uma digestão de boa qualidade se faz com uma comida bem triturada e bem misturada. Isso garante um fluxo mais contínuo e estável de glicose para o sangue, contribuindo com sua estabilidade ao longo da noite. Com a glicose estável nesse período, o sono não é perturbado.

Evite alimentos excitantes e que atrapalham o sono.

Alguns alimentos provocam excitação do cérebro e, com isso, dificultam a conciliação do sono. As substâncias que são os excitantes mais conhecidos são chamadas de metil-xantinas, o grupo químico da cafeína. Muitos alimentos que contêm essas substâncias são empregados na alimentação como estimulantes, mas não são os únicos com propriedades excitantes. Outros grupos de alimentos também podem ter esse efeito. Eles precisam ser ingeridos em menor quantidade, e evitados em refeições feitas no final do dia.

• Alimentos ricos em xantinas: xantinas são substâncias que causam o aumento de mediadores químicos em muitas células do corpo, incluindo as células do sistema nervoso. Ali, aumentam a sensibilidade das células, que disparam estímulos elétricos com mais facilidade, aumentando a atividade cerebral. Cafeína e outras xantinas são encontradas no café, no chá verde, no chá preto, no guaraná, na erva-mate, no chocolate e em bebidas estimulantes. Evitar esses alimentos à noite é um cuidado bem conhecido pelas pessoas com dificuldade de dormir. Contudo, existe grande variação na sensibilidade dos indivíduos às xantinas, alguns são particularmente sensíveis e devem evitar seu uso, ou ingerir apenas de manhã em quantidades bem pequenas. Talvez alguns insones sensíveis não percebam essa influência negativa e sejam pouco cuidadosos em evitar as xantinas. São os alimentos que, estatisticamente, mais influenciam a qualidade do sono.

• Temperos ricos em óleos essenciais estimulantes: óleos essenciais são substâncias que dão odor e sabor aos alimentos. Alguns óleos essenciais exercem atividade estimulante intensa sobre as células do sistema nervoso. Se há um abuso de temperos na alimentação, isso pode interferir no sono. Pacientes insones devem evitar exageros de temperos como pimentas, canela, cravo, louro, noz-moscada e gengibre, especialmente nas refeições após as 17 horas.

• Carnes vermelhas: a informação do poder excitante das carnes vermelhas é tradicional. Não existe uma prova científica definitiva sobre esse efeito, apesar de alguns experimentos mostrarem a mudança de comportamento de animais com introdução de carne em sua alimentação. A recomendação é uma redução bem significativa da quantidade de carnes vermelhas, inclusive evitando comê-las todos os dias.

• Comidas frias: durante o sono, é um momento no qual a temperatura corporal já cai fisiologicamente. Por isso, o centro termorregulador no hipotálamo naturalmente eleva a temperatura corporal até um pico, em torno das 19 horas. Se, nesse momento, há uma redução súbita, por ingestão de comida gelada, o hipotálamo pode reagir, determinando a liberação de cortisol e adrenalina, para evitar uma queda antecipada, que poderia, por consequência, atrapalhar o sono. É como um banho frio que "liga" a pessoa, enquanto o banho morno a relaxa. Essa é uma recomendação mais tradicional do que científica, muito forte em medicinas tradicionais como a chinesa e a ayurveda. Por isso, devemos evitar bebidas muito geladas, sorvetes, pratos frios e saladas à noite. O momento ideal para esse tipo de alimentação é na hora de maior calor exterior, na hora do almoço. Substitua seu jantar por uma saborosa sopa quente.

- Bebidas alcoólicas: bebidas alcoólicas podem ter um efeito paradoxal no sono e na atividade cerebral. Em quantidades bem moderadas (como uma taça de vinho ou uma dose de whisky), causam relaxamento e bem-estar, ajudando a cortar o estresse diário. Em quantidade maiores (mais que duas taças de vinho ou duas doses de whisky), o relaxamento pode ser seguido de uma fase tardia de excitação, que ocorre, em geral, de três a quatro horas após o momento da ingestão, e acorda a pessoa no meio da noite. Por isso, álcool só deve ser ingerido em quantidades muito pequenas.

A retirada de alimentos excitantes da alimentação, em especial no final do dia, é um ponto fundamental para garantir uma noite de sono tranquila. Alguns indivíduos são especialmente sensíveis aos alimentos excitantes e precisam ser muito cuidadosos com eles. Diferentes pessoas podem possuir diferentes perfis de sensibilidade aos alimentos. Por exemplo, algumas pessoas têm especial sensibilidade à cafeína, aos temperos ou ao álcool. Nesses casos, esses alimentos precisam ser banidos da alimentação.

À noite, evite alimentos pesados de difícil digestibilidade.

Alguns alimentos são muito mais difíceis de digerir. Esses alimentos geram respostas muito mais intensas de produção de mediadores químicos pelos órgãos da digestão e geram reflexos no sistema nervoso autônomo que costumam perturbar a qualidade do sono e, até, ocasionar o despertar precoce. É conhecida a relação entre exageros alimentares e a perturbação do sono, inclusive como causa de pesadelos e sonhos desagradáveis. Entre outras coisas, a última refeição do dia precisa ser leve e de fácil digestão. Para tanto, é preciso seguir algumas das recomendações abaixo:

- Evite alimentos gordurosos. Gorduras não são solúveis em água. Por isso, sua degradação química pelas enzimas é mais difícil e depende, inicialmente, da ação de uma substância tensoativa (que compatibiliza a gordura com a água, dissolvendo-a) para ser digerida. No caso da digestão, esse tensoativo é a bile, produzida pelo fígado. Excesso de gorduras na comida torna a digestão difícil e laboriosa, porque é um processo lento conseguir dissolvê-las para depois digeri-las. Esse problema é agravado pelo estímulo excessivo à secreção de colecistoquinina, um hormônio que provoca contração da vesícula biliar para aumentar a liberação de bile. Experimentos sugerem que esse hormônio causa sensação de irritabilidade e medo, e pode ser um dos responsáveis pelos pesadelos pós-excessos alimentares.

Por isso, na última refeição do dia, é necessário evitar alimentos gordurosos como carnes, frituras, laticínios etc.

- Evite alimentos que inibem enzimas digestivas. Alguns alimentos podem inibir as enzimas da digestão e, com isso, o processo fica lento e ineficiente. Alimentos mal digeridos acabam sendo fermentados por bactérias, ocasionando gases, mudanças no pH das fezes e produção de substâncias irritantes, fatores que induzem reflexos viscerais e atrapalham o sangue. Entre os alimentos que são desse grupo temos as leguminosas (feijões e ervilhas) e aqueles com grandes quantidades de tanino (que causam "cica", uma sensação de que a mucosa da boca fica grossa), como o caju.

- Evite alimentos em conserva. Alimentos em conserva possuem conservantes ou passam por processos de tratamento para não estragarem que vão tornar o seu processo digestivo mais lento e difícil.

- Inclua alimentos que auxiliem a digestão. Algumas frutas como mamão e abacaxi possuem enzimas digestivas que podem ajudar. Ingerir uma fonte de probióticos também ajuda.

Evitando uma alimentação pesada à noite, é possível garantir uma noite de sono mais tranquila. Algumas pessoas têm intolerâncias específicas, que atrapalham a digestão. As principais intolerâncias são: ao glúten (proteína do trigo, também chamada de gliadina), à lactose (o açúcar do leite), ao alho e à cebola (que tem compostos sulfurados) e às pimentas. Elas devem ser cuidadosas com esses alimentos porque a sua ingestão, à noite, vai atrapalhar o sono.

No jantar, inclua sempre alimentos calmantes.

Alguns alimentos possuem uma informação tradicional de serem calmantes. Alguns são pouco conhecidos e não costumam ser usados na culinária do dia a dia. Apesar de nem sempre haver uma comprovação científica da sua atividade, a tradição de ajudar a acalmar e melhorar a qualidade do sono merece ser considerada. Vamos aos principais alimentos que formam esse grupo:

- Talo de alface: de todos os alimentos, o que possui mais eficiência e tradição como calmante é a alface. No século XIX, os talos de alface eram prensados, produzindo um sumo resinoso, com ação sedativa, que era utilizado como calmante. Para incluir o talo da alface na alimentação, é preciso cozinhá-lo, como numa sopa de legumes, ou fazer outra comida deixando que fique em cozimento na panela por algum tempo.

- Suco verde calmante: há uma versão do suco verde que tem efeito calmante. A receita é: meia maçã, um punhado de folhas de hortelã frescas, um punhado de capim-limão fresco, um copo de água de coco e duas tâmaras. Bater no liquidificador, coar e beber. Hortelã, capim-limão e tâmaras têm efeito sedativo, podendo ajudar no sono.

- Polpa de maracujá com sementes: maracujá é a fruta da *passiflora alata*, trepadeira cujas folhas são usadas como chá calmante. Os flavonoides com atividade calmante estão mais nas folhas, mas também nas sementes. Comer uma polpa de maracujá mastigando as sementes, com um pouco de licor de cassis, é uma excelente sobremesa calmante.

- Raiz de bardana cozida: bardana é um vegetal pouco comum, mas pode ser encontrado em mercados de alimentos no Brasil. Na tradição da Medicina Chinesa, a bardana é um potente tônico da energia Yin, que é a energia que traz o sono. Bardana pode ser cozida no forno e usada junto com outros legumes.

- Baunilha: é o fruto de uma orquídea que cresce na Oceania e em países do Oceano Índico. Ela tem um odor agradável e há séculos é usada em culinária como flavorizante. Na medicina popular e em muitos sistemas médicos locais, é usada como sedativo. Seus óleos essenciais são ricos em vanilina, uma substância com efeito sedativo. A baunilha se assemelha a uma banana magra e pode ser encontrada em lojas tipo delicatéssen na prateleira de temperos. Duas a três fatias na sobremesa, à noite, ajudam o sono.

Escolhendo alimentos calmantes no dia a dia, junto com outras dicas da dieta do João Pestana, é possível influenciar de forma significativa a qualidade do sono.

Mantendo o sono ao longo da noite

Após ter pegado no sono, é preciso seguir dormindo toda a noite para que os benefícios do sono de qualidade se produzam. O problema é que há um grupo de pessoas que até consegue conciliar o sono com relativa facilidade, mas tem dificuldade de se manter dormindo por seis ou oito horas seguidas, de forma fisiológica. Algumas pessoas têm facilidade para despertar e, quando acordam, têm dificuldade de conciliar o sono novamente. Outras já tendem ao despertar precoce porque o ciclo de sono é mais curto do que a média. Existem ainda os matutinos, cujo relógio biológico os acorda invariavelmente de manhã bem cedo, sem importar o momento em que iniciaram o sono.

Todas essas pessoas podem desenvolver distúrbios do sono caso se acentuem suas respectivas tendências, se as rotinas não respeitam suas características de sono ou ainda se o estresse funciona como fator agravante na piora da qualidade do sono.

A profundidade do sono

O conceito de profundidade do sono relaciona-se ao grau de dificuldade de despertar com estímulos externos. Para despertar, quando em sono profundo, é preciso um estímulo intenso, como uma sacudida, e não algo sutil como um ruído, que pode interromper um sono superficial. Sabemos também que, logo após acordar de um sono profundo, a pessoa exibe sintomas como amnésia passageira e lentidão de raciocínio, revelando que a atividade inibitória sobre o córtex cerebral estava muito mais intensa. Quando em sono superficial, costuma-se acordar com memória e raciocínios intactos.

Na maior parte dos casos de sono interrompido e insônia terminal, há uma dificuldade de manter o sono porque ele se torna superficial e a pessoa acaba acordando. É da fisiologia normal do sono que, ao longo da noite, a profundidade varie. A cada período de quarenta a noventa minutos, o sono se aprofunda até a fase IV (sono REM), para, em seguida, retornar a fase I, quando retoma outro ciclo. Numa noite de sono normal, o correto é ter de cinco a oito ciclos completos, passando por todas as fases do sono em cada um deles.

Portanto, é natural que o sono fique superficial diversas vezes ao longo da noite, momento que, em geral, as pessoas se mexem e mudam de posição. Apesar de estarem quase acordadas na hora da mudança de posição, a maior parte não guarda nenhuma memória disso, porque, mesmo com sono mais superficial, ainda estão muito afetadas pela inibição da córtex cerebral que o sono causa. Entretanto, naqueles que são portadores de insônia terminal e sono entrecortado, esses momentos desencadeiam uma interrupção do sono, que demora muito a voltar ou acaba.

Por isso, implementar ações que ajudem na manutenção do sono é a estratégia adequada para resolver esses tipos de insônia. Isso pode ser conseguido reduzindo-se os estímulos que fazem o paciente acordar e atuando na profundidade do sono ao longo da noite.

Por que nosso sono é interrompido antes da hora?

O sono pode ser interrompido quando algum estímulo mais intenso chega aos núcleos talâmicos de ativação do córtex cerebral e, sequencialmente, se espalha pelo cérebro. Os mecanismos que mantêm o córtex sedado são revertidos e a pessoa acorda. É o que acontece quando falamos alto ou sacudimos uma pessoa que dorme. Muitos insones não exibem dificuldade para conciliar o sono, mas acordam antes da hora. Esse despertar precoce pode acontecer no meio da noite (sono interrompido) ou no final da noite (insônia terminal). Algumas pessoas exibem um padrão de sono picotado por muitos despertares, o que compromete a sua qualidade, mesmo que consiga conciliá-lo logo em seguida a cada despertar. Considerando a origem do estímulo que acorda as pessoas durante o sono, podemos dividi-los em três tipos: os estímulos internos (endógenos), os externos (exógenos), e os casos idiopáticos (quando não é possível identificar um estímulo que gera a interrupção do sono).

A interrupção do sono depende de uma relação entre a intensidade do estímulo e a profundidade do sono. A interrupção depende, também, de características individuais, pois algumas pessoas despertam mais fácil que outras. Considerando as etapas do sono, a dificuldade de acordar aumenta à medida que o sono se aprofunda (da etapa I até a IV). Portanto, pessoas que passam mais tempo nas etapas I e II têm mais chances de acordar com estímulos menores. Vamos, então, rever quais são os estímulos mais comuns que podem afetar a qualidade do sono, e o que fazer em cada caso.

Estímulos endógenos que interrompem o sono: além da pele, os órgãos internos do nosso corpo também são inervados por milhões de terminações nervosas que enviam mensagens ao cérebro com informações sensitivas. Essas informações incluem os estímulos nociceptivos (que informam que o corpo está sendo lesado, como dor e desconforto) que chegam à nossa consciência. As sensações desagradáveis atrapalham o sono e podem acordar a pessoa no meio da noite. Dependendo da intensidade do estímulo nociceptivo, é possível ter dificuldade de dormir de novo e a qualidade do sono fica muito comprometida. Existem ainda as situações em que as pessoas não chegam a despertar completamente, mas o sono se torna superficial e a quantidade de sono REM é reduzida.

Estímulos digestivos: estão entre as causas mais comuns que atrapalham o sono. Se há alguma dificuldade digestiva e os estímulos gerados no tubo gastrointestinal (como uma cólica) chegam ao cérebro, a pessoa pode ser despertada ou ter seu sono perturbado. O caso clássico é o da pessoa que come demais e tem mal-estar noturno e pesadelos. O problema mais comum que afeta o sono, considerando a frequência, é o refluxo gastroesofágico. O conteúdo do estômago reflui para dentro do esôfago, agredindo a sua mucosa e a mucosa da laringe. Com isso, a pessoa afetada acorda.

Por fim, a fome e a sede podem acordar o incauto que não se preparou bem para dormir, motivando uma ida à geladeira. No sentido inverso, os processos fisiológico e da digestão saudável podem atuar como indutores do sono. Hormônios liberados no tubo digestivo como colecistoquinina, insulina, grelina e serotonina atuam direta e indiretamente no cérebro, provocando uma sensação de saciedade, relaxamento e sonolência. Por isso, neste livro, há um capítulo exclusivamente dedicado aos cuidados com a alimentação.

Estímulos respiratórios: o conforto respiratório é fundamental para um sono tranquilo. Se a respiração é dificultada, e os gases (oxigênio e gás carbônico) ficam fora dos níveis normais no sangue, há um estímulo forte do centro respiratório no bulbo, e o sono se superficializa, fazendo até com que a pessoa acorde. O caso mais grave é a apneia do sono, mas mesmo em casos sem critérios para esse diagnóstico, a dificuldade para respirar atrapalha muito. A importância da respiração é tanta que justificou um capítulo exclusivo sobre o assunto.

- **Estímulos urinários:** é também uma situação

muito comum, sem configurar necessariamente uma doença. Durante o dia, há uma tendência da água excedente no organismo de se acumular nas pernas, por ação da força da gravidade. Quando as pessoas se deitam à noite para dormir, essa água entra de volta na circulação e é filtrada pelos rins, aumentando a produção de urina. Por isso, é comum as pessoas acordarem no meio da noite com a bexiga cheia, com um desejo forte de urinar. Isso redunda na necessidade de sair da cama e andar até o banheiro, descarregando alguma adrenalina e cortisol na corrente sanguínea. Como consequência, a interrupção do sono é maior e mais intensa, e a pessoa pode ter dificuldade para dormir de novo.

• **Ondas de calor da menopausa:** após a menopausa, há uma parada na função do ovário acompanhada de excesso de produção dos hormônios conhecidos por gonadotrofinas hipofisárias. A exata origem das ondas de calor ainda não está completamente explicada, mas os relatos clínicos revelam que elas costumam acordar as mulheres no meio da noite, além de dificultar a conciliação do sono.

• **Estímulos do sistema cardiovascular:** em termos de frequência, os problemas secundários à insuficiência venosa crônica são os mais comuns a atrapalhar o sono de algumas pessoas. Quando as veias da perna estão funcionando mal, o sangue fica muito tempo estagnado nos vasos e, com isso, acumula toxinas. O pH fica alterado e as plaquetas liberam substâncias químicas que causam inflamação. O sangue fica preso em pequenos vasos e, ao deitar, ele circula, liberando essas substâncias, causando desconforto, ardência e câimbras. Em alguns casos, esses sintomas acordam as pessoas no meio da noite.

- **Estímulos de origem musculoesquelética:** algumas pessoas podem ter problemas de coluna ou nas juntas decorrentes de artrose e de outras doenças crônicas degenerativas do aparelho locomotor. São situações onde há maior dificuldade de encontrar uma posição confortável na cama, e a imobilidade da noite costuma acentuar os sintomas dolorosos, interrompendo o sono.

- **Estímulos relacionados a problemas neuropsiquiátricos:** são descritas várias doenças e distúrbios do sistema nervoso cujos sintomas predominantemente noturnos podem atrapalhar o sono. Um problema clássico é a síndrome das pernas agitadas, condição na qual um desconforto intenso nas pernas obriga a pessoa a levantar e ficar andando até o alívio do mal-estar. Outros problemas comuns são os pesadelos de repetição e o pânico noturno. Existem ainda casos de despertar precoce nos quais não é possível identificar nenhum estímulo ou condição que justifique a interrupção do sono, sendo considerado um distúrbio primário dos núcleos de regulação do sono. A maior parte desses problemas tem causa desconhecida.

Estímulos exógenos que interrompem o sono.

Estímulos exógenos são aqueles gerados fora do corpo e que, através da pele e dos órgãos dos sentidos, são percebidos e enviados ao cérebro. Dependendo da sua intensidade, duração e qualidade, os estímulos vindos de fora podem acordar a pessoa ou interferir na qualidade e na profundidade do sono. Parte das questões relativas à interferência dos estímulos externos no sono está discutida no capítulo "O quarto de Morfeu". As principais fontes de estímulo exógeno são:

- **Estímulos auditivos:** ruídos podem atrapalhar muito o sono, em especial, se resultam de variações significativas de intensidade e de tom. Na cidade grande, é comum as pessoas serem vítimas dos ruídos da rua e terem seu sono atrapalhado.

- **Estímulos visuais:** luz ambiente atrapalha muito o sono. O ideal é a escuridão. Como já foi explicado, os estímulos visuais enviam conexões para o núcleo supraquiasmático que, por sua vez, inibe os núcleos do sono.

- **Calor e frio:** a sensação térmica é importante para o conforto necessário a um sono de qualidade. Se a pessoa estiver sentindo frio ou calor, ou o sono será ruim ou ela será acordada no meio da noite.

- **Conforto no leito:** o desconforto, ou mesmo algum nível de dor, gerado pela longa permanência na cama é um fator limitante para o sono de qualidade. Muitas pessoas podem ter sua noite de sono abreviada por esse problema. No capítulo "O quarto de Morfeu" me aprofundo no tema do conforto no leito.

- **Picadas de insetos:** no Brasil, infelizmente, ainda temos uma situação de pouco controle de vetores, os mosquitos são os insetos com maior potencial de perturbar o sono. Nosso país é quente e úmido, um clima que favorece muito a proliferação de insetos e, por isso, muitos locais possuem infestação de mosquitos do gênero *Aedes*, assim como outros (*Anopheles, Culex, Haemagogus* etc), que são hematófagos. A picada de insetos durante a noite pode gerar coceira e desconforto local, acabando por perturbar o sono.

• **Alergias e outros problemas na pele:** alguns problemas de pele, como ressecamento, alergia e inflamação, podem ter um agravamento noturno, gerando coceira e desconforto, o que pode interromper o sono, funcionando como um gatilho para o sono ruim.

Ao ter o sono interrompido, será difícil, para muitas pessoas, conciliá-lo novamente, comprometendo o tempo de sono e a sua qualidade. A medicina chama a isso de insônia terminal.

Proteja-se contra as intercorrências que atrapalham o sono.

O primeiro passo para ter uma noite de sono com qualidade é evitar as interferências citadas acima, que podem interrompê-lo antes da hora.

• Cuide para que o quarto de dormir seja bem protegido da luz e do som. Evite colocar televisão e outros aparelhos eletrônicos no quarto (veja mais no capítulo "O quarto de Morfeu").

• Garanta que a temperatura ambiente seja bastante

confortável. Evite dormir completamente despido e sem lençol. Cubra-se com um lençol leve de algodão de qualidade ou de seda. Nunca use tecido sintético para roupas de dormir ou no lençol.

- Garanta que o colchão e o travesseiro sejam de qualidade, adequados à sua coluna e que deem uma boa sensação de conforto.

- Proteja-se contra os insetos com repelentes noturnos e cortinados se houver mosquitos onde você mora. Se tem coceiras no corpo à noite que não têm relação com insetos, passe um hidratante na pele após o banho, no final do dia. Evite usar sabão em pó com muitos produtos químicos, prefira sabão neutro para lavar os lençóis.

- Faça uma alimentação leve e de fácil digestão antes de dormir. Para orientações mais específicas, consulte o capítulo "A dieta de João Pestana", no qual estão detalhados todos os alimentos que podem ajudar ou atrapalhar.

- Pergunte às pessoas que moram com você como está sua respiração enquanto dorme. Caso seja dificultosa, com roncos e paradas respiratórias, procure um especialista em medicina do sono.

- Evite tomar muitos líquidos antes de dormir, inclusive no jantar. Evite chás, refrigerantes e alimentos que têm efeito diurético. Esvazie a bexiga antes de ir para a cama e deixe um copo de água na mesa de cabeceira para evitar ter que levantar em caso de sede.

Se tiver problema de próstata, problema no períneo ou outra causa para urinar repetidas vezes, procure tratamento médico. Se tem tendência a edema nas pernas, eleve-as por quinze minutos, duas horas antes de se deitar, para minimizar os edemas.

- Se tem calores da menopausa, busque um tratamento hormonal. Além de reduzir as ondas de calor, o hormônio feminino ajuda a conciliar o sono.

- Se a sua circulação nas pernas é ruim, eleve-as acima do quadril por trinta minutos, três vezes ao dia. Se tem muitas câimbras, tome um suplemento de magnésio e ingira uma fonte rica em potássio, como banana ou água de coco. Se tem insuficiência venosa, existem muitas plantas medicinais que podem ajudar, como castanha-da-índia, extrato de semente de uva, centella asiática e hamamelis virginiana.

- Se você tem problemas de coluna crônicos, dores nas costas ou outro incômodo físico que atrapalhe a qualidade do sono, deve buscar um tratamento para esse problema. Eu indico uma combinação de fisioterapia do tipo RPG com acupuntura, que costuma resolver 90% desses problemas.

- Se tem problemas psiquiátricos ou outras patologias sistêmicas que podem afetar a qualidade do seu sono, desde que sejam leves, tente uma tratamento mais natural, sempre sob supervisão médica.

A insônia terminal

Trata-se dos insones que possuem, especificamente,

uma dificuldade maior de se manter dormindo pelo número de horas suficientes para garantir um sono reparador. São indivíduos que, muitas vezes, não encontram dificuldade para conciliar o sono, mas acordam no meio da noite e não conseguem mais seguir dormindo.

Alguns dos insones combinam a dificuldade de conciliar o sono com o despertar precoce. São casos severos de insônia com grandes consequências para a qualidade de vida. Pessoas com distúrbios severos do sono necessitam de tratamento médico específico. Outras pessoas que exibem despertar precoce conseguem conciliar o sono cedo e dormir bem por um número suficiente de horas para uma noite reparadora. Nesses casos, chamados de matutinos pela medicina, a recomendação é que a pessoa durma bem cedo, no máximo duas a três horas após o pôr do sol.

É possível que os matutinos sejam pessoas com uma forte influência dos estímulos gerados no núcleo supraquiasmático (aquele que é ativado pelos estímulos vindos da retina através do nervo óptico) na biologia do relógio orgânico. Assim, é recomendado que essas pessoas prestem muita atenção às recomendações de evitar luz no ambiente de dormir.

Os portadores de insônia terminal, ou aqueles com sono interrompido, vão se beneficiar das estratégias para manter o sono ao longo da noite. Existem alguns cuidados para evitar estímulos à noite, assim como para aprofundar e melhorar a qualidade do sono, que podem ajudar muito o insone terminal. Vamos citar essas sugestões para que os leitores com insônia possam aplicar algumas medidas em sua vida que permitam um sono de melhor qualidade. Entre as estratégias sugeridas, temos vários conselhos para reduzir estímulos à noite, seguidos de sugestão de alimentos funcionais, naturoterápicos, fitoterápicos e terapias estudados pela ciência, com indícios de que podem ajudar.

Como manter a qualidade do sono ao longo da noite, naturalmente.

Se o seu problema é se manter dormindo e a alteração do sono que mais o incomoda é a interrupção do sono no meio da noite, você vai precisar implementar estratégias que ajudem a manter o sono durante a noite toda. Isso passa pela prevenção dos problemas que podem acordá-lo no meio da noite associada a medidas terapêuticas que auxiliem um sono mais prolongado. Tudo o que foi dito sobre as dificuldades para conciliar o sono tem alguma validade entre as dificuldades para manter o sono. Então, a variabilidade das respostas individuais às estratégias de prolongar a noite, e as soluções que atendem melhor a cada indivíduo, só podem ser conhecidas através de tentativas. São as pessoas mais persistentes em buscar suas soluções que têm mais chance de descobrir as melhores respostas.

Terapias com potencial de aumentar a profundidade e prolongar o tempo de sono. Algumas terapias possuem a capacidade de aumentar a profundidade do sono. Vamos falar rapidamente daquelas que possuem mais embasamento em evidências científicas.

- **Acupuntura:** acupuntura aumenta a liberação de

serotonina e endorfinas no sistema nervoso, o que reduz o estresse e aumenta a sensação de relaxamento, facilitando tanto a indução, quanto a manutenção do sono. Para obter esse efeito, a pessoa precisa fazer acupuntura regularmente, de uma a duas vezes na semana.

- **Auriculoterapia:** é uma terapia que pertence ao arsenal de técnicas de tratamento da medicina tradicional chinesa, mas merece ser citada em separado devido a sua capacidade de potencializar a acupuntura no tratamento de insônia. Como explicado anteriormente, as fibras sensitivas do ouvido fazem conexões que justificam seu potencial na insônia. Assim como no caso da acupuntura, a auriculoterapia auxilia tanto a conciliação do sono quanto a sua manutenção por um período suficiente para um descanso saudável.

- **Meditação:** pessoas que praticam meditação têm uma lentificação das ondas do eletroencefalograma semelhantes às que ocorrem na primeira fase do sono. O estado meditativo gera um eficiente alívio dos efeitos do estresse no organismo, restaurando a homeostase. A prática diária de meditação funciona como uma regulagem para o relógio orgânico. Com isso, a pessoa consegue manter o tempo de sono com maior eficiência, sem interrupção.

- **Aromaterapia:** aromas são percebidos através do nervo olfativo, que é o primeiro dos nervos cranianos, e seu núcleo está na base do cérebro, conectando-se com regiões muito antigas do ponto de vista evolutivo. Essas regiões influenciam processos básicos, como apetite, sexualidade e também o sono. Já foi demonstrado os efeitos de vários aromas no humor, no sono, na cognição e na libido de humanos em estudos clínicos. Os efeitos dos aromas em humanos não podem ser reproduzidos em modelos animais. O aroma mais estudado, e que comprovadamente melhora o sono, é o da lavanda. Outros com mesmo potencial são a flor de laranjeira e ylang-ylang. O benefício pode ser conseguido colocando-se um difusor de aromas ao lado da cama, com óleo essencial terapêutico, no momento de dormir. Em alguns estudos feitos com o óleo de lavanda, ele foi aplicado na pele, incorporado a um óleo de massagem, antes de dormir.

- **Terapia Floral:** terapia floral é um tratamento criado por um médico inglês, dr. Edward Bach, no início do século XX, durante o período que cuidava de quatrocentos pacientes no *University College Hospital*. Acreditando que os problemas emocionais eram a base da doença dos pacientes, Bach buscava uma forma de atuar no campo psicoemocional. Ele desenvolveu medicamentos utilizando a essência de flores que crescem no interior da Inglaterra. Um dos seus principais medicamentos, e o mais pesquisado pela ciência, se chama *Rescue Remedy*. Foi desenvolvido para tratar estados de ansiedade e é formado pela essência de cinco flores: *Rock Rose, Impatiens, Cherry Plum, Star of Bethlehem* e *Clematis*. Estudos clínicos mostram que o floral *Rescue* reduz estados de ansiedade e melhora a qualidade do sono. A dosagem são cinco gotas por via sublingual, três vezes ao dia.

Naturoterápicos e nutracêuticos com potencial de melhorar a indução natural do sono. Eles estão sendo progressivamente mais estudados e usados no tratamento e prevenção de distúrbios do sono. Algumas substâncias demonstram ajudar na qualidade do sono ao longo da noite, auxiliando as pessoas que têm sono superficial ou despertar precoce.

- **GABA:** o Ácido Gama-Aminobutírico, como já explicado, funciona como neurotransmissor, liberando-o nas sinapses inibitórias que deprimem o córtex cerebral, e é um dos principais neurotransmissores que mantém a profundidade do sono. As sinapses que liberam o GABA são de natureza inibitória e por isso reduzem a atividade elétrica do córtex cerebral, induzindo o aparecimento do ritmo alfa no eletroencefalograma. A reposição diária de GABA aumenta os estoques desse neurotransmissor nas sinapses, o que facilita o cérebro a manter a profundidade e o tempo de sono. As doses recomendadas de GABA para insônia vão de 200 a 1.000mg ao dia, de acordo com a sensibilidade individual de cada pessoa. No Brasil, é necessário uma prescrição médica para utilizar GABA.

- **Magnésio:** é um metal de natureza alcalina que funciona como um antagonista do cálcio no organismo humano. O cálcio é um estimulante de funções celulares, além de passar em canais específicos na membrana das células nervosas. Quando o magnésio é administrado, ele reduz a atividade nas células nervosas, causando sedação. Isso prolonga o tempo de sono e melhora a sua profundidade. O magnésio ainda é um cofator na via de síntese da serotonina e da melatonina que auxilia o sono. A ingestão regular de magnésio pode ajudar a reduzir a ansiedade. Doses de magnésio são de 100 a 200mg para combater a insônia.

- **Vitamina B6 (Piridoxina)**: é uma vitamina do complexo B, que atua como cofator em várias etapas do metabolismo, especialmente de aminoácidos. Ele aumenta a síntese endógena de serotonina e melatonina, que auxiliam o sono. A ingestão de vitamina B6 aumenta os estoques de vários neurotransmissores e isso melhora o humor e ajuda a combater o estado depressivo. Estudos sugerem que é especialmente eficiente para a insônia relacionada à tensão pré-menstrual. As doses recomendadas, considerando esse efeito, variam de 100 a 400mg ao dia, e, nesses níveis, necessita de prescrição médica.

Piridoxina (Vit B6)

- **Ornitina:** é um aminoácido já citado como indutor do sono. No capítulo "Adormecendo Naturalmente", expliquei que a elevação da ornitina funciona como um sinalizador, para o hipotálamo, de que é o momento do início do ciclo noturno, influenciando o relógio orgânico. A reposição de ornitina no final do dia faz com que a secreção de hormônios hipotalâmicos seja ajustada para o ciclo noturno, o que prolonga e melhora a qualidade do sono. A ornitina está especialmente indicada quando os problemas de sono estão associados ao estresse continuado. As doses recomendadas para insônia são de 100 a 300mg ao dia.

$$H_2N-CH_2-CH_2-CH_2-CH(NH_2)-COOH \cdot HCl$$

Ornitina

- **Glutamina:** é um aminoácido que tem muitas atividades no organismo, agindo no metabolismo como doador de grupamento amina, um componente fundamental da química dos aminoácidos. No sistema nervoso, serve como precursor para a síntese de GABA e glicina, os principais neurotransmissores liberados em sinapses inibitórias, na altura do córtex e do tronco cerebral. Ele também participa da modulação do pH e do ciclo de formação de ureia, formando a ornitina. Dessa forma, contribui para a estabilidade química nos terminais sinápticos, facilitando a liberação de vesículas com neurotransmissores. A ingestão regular de glutamina melhora o humor, auxilia a manter os estoques de neurotransmissores e regula o ritmo do sono. As doses recomendadas para melhora do metabolismo cerebral são de 500 a 4.000mg ao dia, e pode necessitar de prescrição médica para doses maiores.

Glutamina

- **Theanina:** é um aminoácido originário do chá verde e que não é sintetizado no organismo humano. Ele influencia o metabolismo da glutamina e do ácido glutâmico no cérebro, levando a um aumento de GABA, glicina, dopamina e serotonina nas sinapses cerebrais. Nos Estados Unidos, seu uso foi considerado seguro como complemento alimentar para reduzir a ansiedade e melhorar o sono. As doses recomendadas para melhorar a qualidade do sono são de 150 a 300mg ao dia. Pode necessitar de prescrição médica.

Theanina

- **Fitoterápicos com potencial de induzir o sono:** fitoterápicos sedativos são muito conhecidos pela população e alguns despontam, nos estudos clínicos, com potencial para tratar insônia, melhorando a profundidade e o período do sono, e aumentando a quantidade de sono REM. A vantagem dos fitoterápicos, nesse caso, é o baixo índice de dependência química, a ausência de efeito tardio (um tipo de ressaca que alguns hipnóticos potentes causam) e o menor efeito depressor sobre o cérebro. Entretanto, os ativos vegetais costumam ter potência farmacológica bem menor que os medicamentos convencionais, tendo pouco proveito nos pacientes com insônia grave. Os principais fitoterápicos desse grupo são:

Kava-kava (*Piper mehysticum*): é uma planta originária da Oceania, onde é utilizada na realização de rituais religiosos. A primeira descrição dessa planta no ocidente foi feita pelo capitão Cook, que experimentou a bebida feita com os rizomas e relatou seus efeitos psicoativos. A Kava-kava foi estudada pela ciência e descobriu-se que seus ativos, as kavalactonas, tornam os receptores GABA muito mais sensíveis aos seus agonistas químicos, deixando a pessoa muito mais relaxada. Estudos clínicos revelaram melhora do sono, o que é compreensível, já que o sistema gabaérgico é o principal inibidor da atividade do córtex cerebral. No Brasil, só está disponível na forma de extrato seco, as doses ativas para insônia variam de 400 a 800mg ao dia e necessitam de prescrição médica.

Valeriana (*Valeriana officinalis*): planta medicinal de origem europeia, usada como sedativo e hipnótico desde a antiguidade. Assim como outras plantas com efeito psicoativo, já foi considerada mágica e era usada em rituais de bruxaria. Possui várias substâncias, como o ácido valerênico, que são agonistas dos receptores GABA. Causando redução da ansiedade, ela tem efeito hipnótico e induz o sono. Nas plantas medicinais, temos uma mistura de substâncias com estrutura química parecida, que é chamada de fitocomplexo. Em geral, o efeito farmacológico do extrato da planta não pode ser mimetizado por nenhum dos componentes em separado, e costuma ser chamado de adaptogênico, porque a complexidade química faz o organismo reagir de forma diferente do observado com drogas isoladas. Podemos dizer que a valeriana possui um efeito modulador e adaptogênico no sistema GABA ao longo das primeiras semanas de tratamento, e isso pode resolver a insônia terminal de alguns insones. A valeriana é exclusiva de prescrição médica e utiliza-se doses de 300 a 900mg ao dia do extrato seco padronizado.

Colônia (*Alpinia zerumbet*): é uma planta ornamental da família do gengibre, que ocorre de forma espontânea em locais úmidos no centro-sul do Brasil. Seu aroma agradável lhe rendeu o apelido de colônia (fonte de perfume). Seus rizomas são usados, tradicionalmente, desde a época dos índios para vários problemas de saúde, incluindo nervosismo e insônia. A composição química de seu óleo essencial inclui várias substâncias semelhantes às kavalactonas da Kava-kava, com efeito sedativo. Essa planta medicinal só pode ser usada na forma de chá. As doses para chá são de 4 a 8g para 200ml de água quente, em infusão.

Como utilizar esses recursos?

Tratar insônia terminal costuma ser mais difícil do que ajudar a induzir o sono. São casos crônicos e resistentes às diferentes terapias. Em geral, é preciso combinar várias plantas e suplementos, inclusive alguns dos sugeridos como indutores de sono. No mais, a maioria dos ativos com maior potência farmacológica são exclusivos de prescrição médica no Brasil. Assim, acredito que o mais sensato seja buscar um médico que trabalhe com fitoterapia ou com medicina ortomolecular para orientar no seu caso.

Mas é claro que, independente da insônia que você tem, o primeiro passo é começar a tomar todos os cuidados citados ao longo do livro, checando cada detalhe comentado, para que todas as possíveis interferências no seu sono sejam neutralizadas. Com certeza, mesmo que o problema não se resolva, a qualidade do sono vai melhorar um pouco, e isso já é um avanço. Os casos mais severos de insônia, só podem ser contornados lançando mão de todas as armas disponíveis, incluindo medicamentos convencionais.

Conclusão

Tratamentos naturais podem auxiliar na manutenção de um sono prolongado, eliminando a necessidade de um tratamento convencional. Contudo, sabemos que manter o sono pode ser um desafio e, às vezes, é necessário a associação de medicamentos. Sempre quando for associar tratamentos alternativos com medicamentos convencionais, informe ao seu médico o que você está tomando para não haver nenhum conflito entre os tratamentos.

A CANÇÃO DE NINAR

Conciliar o sono é um processo fundamental para que o estado de vigília seja substituído pelo adormecimento superficial, iniciando assim o ciclo fisiológico do sono. Se adultos percebem os sinais de cansaço corporal e mental, buscando deitar e tentar dormir por vontade própria, as crianças costumam resistir ao cansaço o máximo possível, extrapolando seus limites. Mães e familiares precisam que as crianças durmam para que possam terminar afazeres domésticos e, em seguida, iniciarem o seu descanso. A canção de ninar veio resolver esse desafio.

Segundo a doutora em Literatura Comparada, Silvia de Ambrosis Pinheiro Machado, em sua tese de doutorado na Universidade de São Paulo, a canção de ninar é uma manifestação transcultural, que emerge de um núcleo arquetípico observado nas sociedades humanas, e pode ser identificada em muitos ambientes culturais e em diferentes momentos da história da humanidade. Podemos identificar, nas canções de ninar populares no Brasil, heranças europeias, africanas e da cultura indígena, atestando as suas origens transculturais. O termo canção de ninar vem de sua funcionalidade, foco principal dessa modalidade musical e determina as outras características do gênero poético e da sua estrutura (harmonia, ritmo e melodia) musical. As principais características elencadas pelos estudos são: suavidade, monotonia, repetição, tom triste (do melancólico ao discreto), feminilidade, ritmo lento de embalo e inspiração no mundo natural (cantar dos pássaros, sapo-cururu, boi da cara preta etc.). Os estudos clínicos já publicados sobre os efeitos da música no sono são bastante consistentes em confirmar que ela tem uma influência positiva e potencial para tratar a insônia. Uma revisão dos estudos feita por pesquisadores do Hospital Pingjin, da cidade de Tianjin, na China, identificou dez estudos que mostram os benefícios da música no sono. É mais uma evidência do potencial da música nesse campo.

A musicoterapia

A musicoterapia foi criada por psicólogos norte-americanos que trabalhavam com soldados que voltavam do Vietnã e eram vítimas de traumas da guerra. Nessa época, esses terapeutas perceberam que músicas suaves e relaxantes podiam ser usadas como estratégia para reduzir a ansiedade e melhorar os sintomas fóbicos desses pacientes. Formaram-se, assim, grupos que começaram a pesquisar e desenvolver técnicas para aprimorar a musicoterapia e, hoje em dia, essa é uma profissão reconhecida da área da saúde, nos EUA.

A palavra musicoterapia subentende que a música tem efeito terapêutico, ou seja, ela pode ser usada no tratamento de várias doenças. Os distúrbios do sono estão entre as principais doenças que a musicoterapia trata.

Os autores chineses avaliaram estudos compreendendo 557 pacientes, submetidos a abordagem da musicoterapia. A avaliação estatística mostrou evidências de melhora em todos os grupos estudados.

Uma conclusão muito interessante do estudo do Hospital Pingjin é que o efeito da musicoterapia no sono é cumulativo e potencializado pela repetição. Ou seja, com a repetição diária de música na hora de dormir, cada vez mais os pacientes relaxam com os sons, e a capacidade da música de induzir o sono melhora.

A potencialização e cumulatividade do efeito derivam de uma função interessante do hipotálamo, região do cérebro que regula as funções do organismo, que é a de identificar o momento mais adequado para dormir e, assim, liberar mediadores que iniciam a primeira fase do sono.

A musicoterapia ainda atua reduzindo a ansiedade e induzindo o ritmo alfa das ondas do eletroencefalograma, duas ações que sabidamente auxiliam a conciliar o sono e a torná-lo profundo e reparador. Até em casos graves, a musicoterapia ajuda. Num estudo realizado em Cuba, com crianças portadoras de doenças neurológicas severas cursando com convulsões, a musicoterapia melhorou os achados eletroencefalográficos e reduziu a incidência de convulsões, facilitando o controle dos sintomas.

Sabemos, portanto, através da ciência, que a música, de forma geral, reduz a ansiedade, estimula o ritmo alfa do eletroencefalograma e auxilia o sono. Com essas informações e com os conhecimentos tradicionais sobre canção de ninar, podemos desenvolver músicas ou sons que ajudem os insones a conciliar o sono. A música e os sons são mais uma ferramenta no combate à insonia para as pessoas que desejam adormecer naturalmente, sem o uso de medicamentos.

A estrutura da canção de ninar

Como já foi comentado no início deste capítulo, a canção de ninar tem várias características especiais. Essas características não só compõem o estilo da modalidade musical, como efetivamente são os elementos responsáveis pela funcionalidade de promover a conciliação do sono. Vamos explorar e discutir esses elementos, pois, assim, podemos extrapolar os conceitos para outras músicas e sons, apresentadas aqui no livro como um recurso adicional para os insones. Os principais elementos da canção de ninar são:

• Melodia simples, com poucas notas, repetitiva, sem grandes variações para o agudo ou o grave. O conceito vem da necessidade de uma música agradável, mas monótona. Monotonia é um conceito que pode ser aplicado a muitas coisas repetitivas, mas a origem da palavra vem da sensação auditiva: mono + tom que significa "único som". Poucas notas, intervalos de tempo parecidos entre as notas, frases musicais simples, repetição entediante das frases.

- Harmonia. Os conceitos de simplicidade e monotonia também são aplicados à harmonia. Dois ou três acordes que se repetem, em um ou dois arranjos, sempre procurando um resultado calmo, relaxante e o mais monótono possível.

- Ritmo de lento a cadenciado. O ritmo, além de bem lento, deve ter uma cadência monótona, que passe uma ideia de atividade que desacelera.

- Instrumentos musicais. O ideal, se houver som de instrumentos, além de voz humana, é que sejam suaves, doces, melodiosos e macios. Entre os instrumentos que podem se adequar a esse conceito temos piano, flauta, harpa, violino, violão etc.

- Voz. Suave, feminina, doce, melodiosa, aveludada, em tom baixo, ritmado e quase como um sussurro.

- Tema, poesia e simbolismo. Curiosamente o tema da canção de ninar visa gerar mais emoção na pessoa que canta do que na criança. Por isso, fala de ameaças, induzindo uma sensação de necessidade de proteção mais intensa na pessoa que canta, aumentando a tranquilidade e a sensação de segurança da criança.

Música e relaxamento

A música é uma invenção espetacular do ser humano. Podemos dizer que já havia sons agradáveis combinados na natureza, como o canto dos pássaros. Mas entre todos os sons que existem em nosso planeta, espontaneamente, nada se compara à música. Com o desenvolvimento de instrumentos musicais e, depois, com as combinações de sons desses instrumentos para fazer estruturas sonoras cada vez mais sofisticadas, a espécie humana deu um passo único, além da incrível riqueza que a vida do planeta nos permite observar.

E a música cresceu e prosperou em todas as culturas, seu impacto positivo na mente humana é enorme. Ela induz um conjunto de ótimas emoções e sentimentos nas pessoas que a escutam: felicidade, prazer, alegria, encantamento, estímulo de ideias e imagens, vontade de mexer o corpo (dançar), alívio de sentimentos e de pensamentos ruins. A presença da música enche o ambiente de felicidade, gerando um clima agradável, alegre e festivo. Por isso, fica difícil conceber uma festa sem música e dança.

Nesse sentido, a música pode ser um estímulo excitante e deixar a pessoa mais ativa e agitada, alegrando, gerando vontade de mexer o corpo ou de fazer alguma atividade física. Existem corredores, e outros atletas, que acham que a música melhora sua performance. Esse recurso é utilizado em aulas de ginástica. É um contexto no qual ela atua como um estimulante das funções cerebrais.

Mas a música pode exercer um efeito contrário, do tipo relaxante, ela é também um redutor da atividade cerebral. A canção de ninar é uma música profundamente relaxante e com capacidade de induzir um estado de modificação da vigília que precede o sono. Nesse caso, a música funciona como um embalo que faz a pessoa deixar de lado as tensões, os problemas e as preocupações do dia a dia, mergulhando em pensamentos e imagens reconfortantes induzidas pela melodia. Ao afastar imagens e lembranças que são geradoras de tensão, ela pode induzir o relaxamento profundo, que permite a conciliação do sono.

Há ainda um detalhe que torna a canção de ninar um instrumento poderoso de relaxamento, a nossa memória. Devido ao profundo enraizamento dessa prática em todas as culturas, muitas pessoas receberam um acalanto dos seus cuidadores para se acalmar e dormir quando eram crianças. Essas experiências estão em memórias que ficam em áreas pouco acessíveis do cérebro, mas que têm a capacidade de influenciar o comportamento.

Quando submetemos uma pessoa a sons agradáveis que lembram aqueles que ouvia em sua tenra infância, no aconchego do colo materno, o cérebro reconhece essas memórias e ativa respostas semelhantes às feitas no passado remoto. Isso causa prazer, relaxamento, bem-estar e desfaz as respostas de tensão e ansiedade da pessoa. É como se fosse um calmante natural, ingerido pelos ouvidos.

Introduzindo a canção de ninar no seu adormecer

Uma opção que os insones podem tentar, para controlar seu problema, é introduzir canções de ninar no ambiente de dormir. Sabemos, no entanto, que nada funciona exatamente da mesma forma para todas as pessoas, e deve haver aqueles que não percebem nenhum benefício nessa intervenção. Entretanto, para a maioria das pessoas, introduzir a canção de ninar pode ser uma peça fundamental em um conjunto de ações que permitem um sono profundo e reparador.

Apesar de não dispor de um dado científico comprovatório, sei, por minha experiência clínica, que a canção de ninar é muito individual e específica. Não é qualquer música, e mesmo não é qualquer canção de ninar, que induz os efeitos indutores do sono em todas as pessoas. As respostas são individuais. Cada indivíduo precisa descobrir as músicas e os sons que são mais eficientes no seu caso, e isso só pode ser feito por tentativas.

É como se cada pessoa tivesse a sua canção de ninar preferida, aquela que o leva a entregar-se nos braços de Morfeu com leveza e tranquilidade.

A forma como a música é tocada, o tempo, o volume, tudo importa para conseguir os melhores resultados. A música de ninar é uma música de fundo, quase um sussurro, e não combina com volumes altos. Seus préstimos mais comprovados e palpáveis são na conciliação do sono.

À medida que a profundidade do sono avança, há uma tendência do cérebro de bloquear parcialmente os estímulos auditivos e, quando algum estímulo suficientemente forte para romper essa barreira é percebido, ele pode acordar a pessoa, ou superficializar o sono, contribuindo negativamente com sua fisiologia normal.

Portanto, meia hora, no máximo, após o adormecimento, a música de ninar deve ser interrompida. O ideal é que o volume vá sendo reduzido de forma lenta e progressiva, assim, à medida que o sono se aprofunda, o estímulo some lentamente, pois já não tem mais serventia para as etapas de sono subsequentes.

Selecione músicas criadas ou recuperadas com um carinho maternal, temperadas com os mitos culturais e enriquecidas com conhecimento, poesia e criatividade para serem únicas.

Descubra qual é a que mais se encaixa no seu processo de adormecer confortavelmente.

A arte de dormir bem

©2017, Numa Editora

Edição: Adriana Maciel

Assistência de edição: Lia Duarte Mota

Revisão: Vanessa Gouveia

Projeto Gráfico, diagramação
e capa: Design de Atelier/ Fernanda Soares

Imagem de capa: xilogarvura de Fernanda Soares

B749a

    Botsaris, Alex, 1956-
       A arte de dormir bem / Alex Botsaris. – Rio de Janeiro : Numa, 2017.
       152 p. ; 21 cm.

    ISBN 978-85-67477-14-5

    1. Sono. 2. Distúrbios do sono – Tratamento. I. Título.

                                        CDD – 616.8498

Foram respeitadas, nesta edição, as regras do novo
Acordo Ortográfico da Língua Portuguesa

Todos os direitos em língua portuguesa reservados à Numa Editora
www.numaeditora.com

Gandhi Serif Pólen Soft 90
Rotaplan Gráfica